パーソナリティ障害を
軸にした事例検討

心理療法のケースをどう読むか？

［編］

林　直樹
野村俊明
青木紀久代

福村出版

まえがき

　現代の心理臨床では、従来の考え方によって把握することが難しいケースが
増えていることがしばしば指摘されている。その理由としてまず挙げられなけ
ればならないのは、心理臨床において取り扱われる問題の多様化が進み、さら
に、心理臨床の活動が専門施設や病院から、家庭や学校、地域へと広がってき
ているという現代的状況である。同時に、心理臨床の現場に次々に重要な視点
が加えられてきたことも指摘されなければならない。これに対応して私たちの
間には、ケースをさまざまな方向から多層的に捉えようとする動きが広がって
いる。そのような動きの基底にあるのは、人間は、さまざまな特徴や要素を併
せ持ちながら、それぞれがダイナミックに変化していく存在だという捉え方で
ある。このような視点は現在、臨床心理学の進歩を治療に活かすために必要不
可欠のものとなっている。

　パーソナリティ障害は、そのようなケースの多層的な把握における一つの軸
である。それは、精神症状や問題行動の背景にあって、臨床像や予後を左右す
る要因であり、さらに、愛着の問題や虐待などの生育史的要因の影響を強く受
けて発展し、成人期のうつ病や嗜癖、その他多くの精神障害にしばしば併存す
るという特徴を持っている。同時にそれは、心理療法などの治療の領域におい
て、大きな進歩が認められている精神障害でもあり、その診断から私たちは、
何らかの治療のヒントを得ることを期待しうる。

　本書は、2016年7月～2018年3月に開催された福村出版の「心理臨床セミ
ナー（グループ・スーパービジョン）」で行われたケース検討と「公開セミナー」
における討議を発展させた論考によって構成されている。このセミナーの趣旨
は、提示された症例の評価や心理療法などの臨床的援助について検討すること
を通じて、パーソナリティ障害などの精神障害や問題行動について、どのよう

な考え方が妥当であるか、その治療、介入からどのような成果が期待できるか、などについて考えようというものだった。実際のセミナーは、参加者にそれぞれの現場において担当したケースを提示していただき、それにアドバイザー・ファシリテーターの野村俊明先生、青木紀久代先生からの御意見を頂戴し、さらに林による簡単なレクチャーが行われた後に、参加者全員の討議が行われるという形で進められた。さらに2018年1月には、堀越勝先生をゲスト・コメンテーターにお迎えして「公開セミナー」が開催された。

　しかしこのようなセミナーでは、クライエントの背景がさまざまで、治療・介入の場もごく多彩であること、そして参加者の受けてきた心理療法のトレーニングや理論的背景が相違していることから、一貫性のある議論を積み重ねることができるのかが問題になるだろう。しかし私たちは、ケースのリアルな体験を率直に記述し、さまざまな方向からの見方を集めて吟味することによって、その問題を乗り越えてケースの理解を豊かにすることができると考えてセミナーを進めてきた。本書で提示されているケース・フォーミュレーションと治療関係の捉え方は、その経験に基づくものである。

　本書は、このセミナーの成果をさらに発展させるために企画された。すなわち、前述の「心理臨床セミナー」「公開セミナー」で行われたケースについての検討を改めて行い、それを深めようということである。本書でのモデルケースの執筆は、「セミナー」にケースを提示してくださった方々にお願いした。なお、本書で報告されるケース報告は、実際のケースから想を得て執筆されたものであるが、生活歴や病歴などの基本情報が異なり実際には存在しない架空のケースであることを予めお断りしておきたい。本書ではさらに、セミナーの中で行われた講義、講演、および症例検討と共に行われたレクチャーを収載することにした。

　本書の刊行が予定よりも一年以上遅れることになったのは、ひとえに私の職務管理能力の欠如のゆえである。関係の皆さまに伏してお詫びしたい。しかしそこには、2018年から段階的に発表されている世界保健機関（WHO）の「国際疾病分類第11改訂版（ICD-11）」の情報を取り入れられたことなどのプラスの面もあるように思われる。

　その中で特筆すべきは、ケース記述を担ってくださった著者たちが本書の制

作過程の中で見出された発見によって本書の記述をいっそう豊かにしてくださったことである。そして公開セミナーに参加された堀越勝先生からは、心理療法の現在の姿を映し出す、視野の広い論考を寄稿していただくことができた。またセミナーの運営で中心的な役割を担い、本書の編集者にも参画していただいている野村俊明先生（そして吉川栄省先生）、青木紀久代先生には、ケース検討の基本に関わることであるが、私たちが普段見逃しているかもしれないことを、しっかりと本書の論考の中に書き込んでくださった。それらの論考は、本書の価値を確実に高めてくれていると思う。このような著者の方々の研鑽、努力の結果を本書に盛り込むことができたことは、私にとってこの上ない僥倖に恵まれたとしかいいようのないことである。本書が少しでも多くの読者の励ましとなり、クライエントを助けるものとなることを強く願っている。

　本職の作成にあたって宮下基幸社長をはじめ福村出版の皆さまには大変にお世話になった。宮下社長には、セミナーの開催から本書の出版までを強力にサポートしていただいたし、その折々の励ましに私たちの士気は大いに高められた。編集を担当された松山由理子氏には、執筆者との連絡や原稿を整えることに尽力していただいた。そして、松山氏の前任の西野翠里氏には、セミナーをきめ細やかに、そしてスムーズに運営・管理してくださった。ここにこれらの皆さまへの深い感謝の意を表したい。

「心理療法のケースをどう読むか？──パーソナリティ障害を軸にした事例検討」

第1章

明日からの心理臨床実践に活きるケース検討

青木紀久代

はじめに

　ケース（事例ないし症例）検討とは何か。あるいは何のために行うのか。例えば研究目的ならば、それは事例研究・症例研究として、典型化・一般化・普遍化を目指した学術論文につながっていく。これは、ケース検討の重要な価値の一つである。しかしながら、本章では、あくまでも対人援助を行う実務家が、明日からの心理臨床実践の質を向上させることに、どのように役立つかを考えたい。

　もともと本書は、このことを第一の目的として継続的に開催されてきたケース検討会がベースにあり、従って林スーパーバイザーのコメントも、その目的に沿ってなされている。この検討会に集う参加者の多くは、日々の実践で多職種、多分野協働でケース検討を行っている。その検討会の参加者のうち、心理臨床家は自分一人だけという構成も珍しくない。加えてケース検討の具体的ゴールも、その形式も、実に多様なものである。

　本書では、一対一の心理療法の構造を保ったケースに限られているが、今日的心理の職務状況を鑑みれば、もはや少数派と言われかねない設定ですらあるかもしれない。そうであるにもかかわらず、むしろそこにおいてあらためて、じっくりと心理臨床家がケースを検討したいと思うのはなぜか。そのような問いについて、考えるのが本章のねらいとなる。

I. ケースとは何か

a. 症例か事例か

　一般に医療関係者は、症例検討、それ以外の分野では、事例検討という言葉を使う。本書の企画においても、真摯に患者と向き合う医師にとって、事例というと、たまたま出会った人みたいで責任を重く受け止めていないように感じるので、好まれないのだという話題が出た。

　一方で、症例検討という時には、症状や病理に焦点づけられる議論から離れることはできない。このため、その人の置かれている全体的な状況や、保障されるべき事柄への援助を中心に検討することが求められる福祉や教育分野などでは、事例検討と語るのが望ましいと考えられている。

　このように、使用する言葉が異なる理由はそれぞれあるものの、実際の検討場面では、特段対立することもなく、一つのケースを巡って十分な共通理解に達することもできる。つまり実践に入ってしまえば、皆大した違いではない、と分かっているのだが、本書では、英語のカタカナ訳でケース検討といった用語でくくっておこう。もともとこのケース case の訳語が、症例であり、事例であるのだ。[1)]

b. ケースは事態を含む

　さらにケース検討という場合、必ずしもクライエント個人のパーソナリティの病理だけを扱うものでもない。例えば子ども虐待やDVのケース検討は、この事態をどう解決してゆくかの話し合いが中心となるであろう。

　このように、生活の場での支援には、個人内のパーソナリティの見立てだけでは不十分であり、社会的資源や、経済状況、個人の置かれた心理・社会的状況などが全て検討材料となる。

　確かに個人の病理にのみ焦点が向けられると、こうした視点は背景に退いて

1　もっとも山本は、そもそも case の語源は、ラテン語に由来する単語で fall（落ちる、成り行き）という原意があり、casual や chance と同じ語源だということから、偶然出会った、思いがけない出会いという意味を含意するものだと指摘する。確かに、そのケースとたまたま出会ったこと自体はまさにその通りであり、そこから始まるということではなかろうか。

しまい、次第に見えなくなりがちである。あるいは、特定の面接場面のミクロな分析目的を持った事例研究なども同様であろう。しかしながら、現実の心理臨床において、本来これらを切り離して論じられることは、むしろ少ないと言ってよいであろう。

II. 生活の場での支援に生かすケース検討の基礎となるモデル

心理療法には、面接室という物理的な構造から、治療同盟に至るまで、およそ共通する治療構造と呼ばれるものがある。医師の指示の下で行われる心理療法が、治療モデルをベースにするのは当然のことである。

一方、生活の場での心理臨床には、次のソーシャルワークの分野で用いられる実践モデルも参照しておく必要があるだろう。

a. 医療モデルから生活モデルへ

筆者は以前、暮らしの中での心理臨床モデルの特徴を、治療からケアへの移行と捉え、多職種とのコラボレーションの実際について述べた[2]。心理学会では、これまでにさまざまな心理療法が生まれ、それぞれの差異や特徴を明らかにすることに長らく多くの関心があったが、現在はむしろ変化の契機を促す共通項へと関心を移してきた。しかし、いずれにしても心理療法の構造は、一専門機関内での行為に留まったままであった。

これまで述べてきたように、私たちの暮らしの中で心理臨床が浸透していくことは、そのスタイルも変化して当然である。すなわち、個人や家族を越え、地域で人々の心の支援のニーズを汲み取り、多分野の専門家と協働して問題の解決を目指す臨床心理地域援助の方略が発展することにつながった。ここにおける問題解決の姿は必ずしも治癒とは限らない。人々のウェルビーイングを高める支援をする鍵は、「ケア」である。

そうなると、次に心理臨床は、医学的治療だけでなく、ソーシャルワークにおける相談援助との差異化も求められるだろう。実際、学校においても、児童福祉領域においても、心理職が協働することが最も多い職種の一つである。

---

2 『くらしの中の心理臨床』（福村出版）シリーズでは、さまざまな事例がこの視点で論じられている。

ソーシャルワークの相談援助の代表的なモデルも、実は一世紀ほど前に、医療モデルから出発した経緯がある[3]。ソーシャルワークもまた、科学的な実践として専門性を確立することを医学モデルに倣うことから始まった。すなわち、個人の生活を、問題の原因となる社会的要因を除去することで改善しようとする支援モデルであった。

そこから現在のエコロジカル・モデルを中核とする生活モデルに移行したのは、1980年代になってからのことである[4]。このモデルでは、個人の生活の問題は、環境との相互作用にあるものと捉え、個人と環境との関係性を変えることで改善しようとする。

もちろん、心理学においても、この考えを重視するモデルは同時期に生まれている。ただし心理臨床実践のモデルとして強調され、広く周知されるようになっていくのは、文部科学省のスクールカウンセラー制度が始まる90年代以降となった。

b. ストレングス・モデルの台頭

ソーシャルワークにおいては、すでに主体としてのクライエントの強さや能力に着目しようとするストレングス・モデルが台頭し始める頃であった[5]。これは、70年代から精神障害者のリカバリーに着目した支援モデルとして、発展してきた[6]。

心理臨床においても、ストレングス・モデルは、大いに活用されている。障害や慢性疾患などの他にも、災害時などは、個人の治療モデルだけでは、到底支援のニーズを満たすことはできず、個々の回復力を高める支援が必須となってくる。

このような場合、例えば従来のプレイセラピーは、子どもの言葉にできない心の葛藤などを知り、介入するという治療モデルで語られることが多かったが、災害時支援においては、「遊び」の持つ、子どもの回復力を高める機能が着目されるようになる[7]。つまり、心理療法の構造を持たない生活の場でも、子どもが安全に遊べる場つくりを積極的にすることが重要だと考えられるようになった。

c. 実証主義ナラティブモデル

こうしてみると、実践モデルの移行は、モダニズム（実証主義重視）からポ

ストモダニズム（ナラティブ重視）への大きな流れとして捉えられるが、個々のモデルにどのような批判があったとしても、一つのモデルが完全に否定されて次のモデルに移行されているわけではない。

　実際には、この三つのモデルは、どれ一つ消失することなくそれぞれに機能しており、むしろ実践においては、互いに図となり、あるいは地となりながら、展開していると考えられる。さらに、それぞれの理念を背景にした具体的なアプローチ（方法）があり、医学や心理学などの近接領域との交流も活発に行われているのが現状である。

　まさにこれらのモデルは、医療からの自立と連携、そして暮らしの場で人々のニーズに応えてきたソーシャルワークの発展過程の産物であり、心理臨床の歴史と重なる部分が多くある。

　多分野の専門家と協働していくために、心理療法の実践においても十分に検討すべき事項となろう。

III. 心理療法のケース検討における学びのベクトル

a. 特定の心理療法のスキルを磨き、その発展に寄与する

　さて、全ての心理臨床家にとって専門性の基本となるのは、心理療法の技術、つまりはクライエントと関わる専門的技術である。ケース検討は、その訓練の中核的方法の一つであることに間違いない。資格を取得して一人前になっても、生涯学習的に自らケース検討の機会を持つことが奨励されている。

　従って、この方向でのケース検討の学びの価値はゆるぎない。どのような専門においても、原理原則の知識を活用して、実践に生かすスキルを上げるために必要だと位置づけられるであろう。ただし、特定の心理療法の訓練においては、一つの理論とそれに基づく技術を学ぶ体系がセットになっていて、全部を身に付けるのに何年もかかる。しかもここでは、提出されたケースを素材として、最終的にその心理療法理論の理解と技術の向上が目指されるため、検討会メンバーの志向の等質性は当然高くなる。

　こうした等質性の高いグループを自分のホームベースとして活用しながら、さまざまなケース検討会に参加するようになれば、多分野協働の場で起きがちな自己の職業アイデンティティの混乱を防ぐことができ、むしろユニークで有

用な視点を提供できるようになるだろう。このようなレベルの実践家は、原理原則をしっかりと押さえながら、豊かな臨床を創造していくことが期待できる。しかし、一方で、学びが中途半端な段階では、自分の向き合った現実の実践で求められることと理論との接点を持てぬまま、仕事の不全感に苛まれることも少なくない。

b. 折衷ないしは包括的に知識を使いこなし、臨床の現実に寄与する

　このような段階では、いろいろな心理療法を学ぶことは、いわゆる知識のつまみ食いのような形になってしまい、心理臨床で使いこなすことは難しいかもしれない。

　元来、初学者が持つ誤りの一つは、一つ一つの心理療法には、根拠となる理論があるのだから、折衷であれこれ試していても、全体的な効果は上がらないという認識から、一つだけの心理療法にしがみついてしまうことである。もう一つの極端な誤りは、効果があるというものを片端から取り入れて、クライエントが混乱する事態であろう。

　こうした問題に対していくつかの理論と技術の知識を一通り学んだ後、ケースに即してどのようなアプローチの仕方があるか、その展開過程に即して、最善の理論にもう一度立ち戻って確認することができるのが、ケース検討のもう一つの意義であろう。

　本書では、林スーパーバイザーのコメントによって、その意義がいかんなく発揮されている。従来、特定の心理療法の理論と方法の一貫性を超える使い方は、その理論からすると「純粋でない」という視点から、あまり高い価値が与えられてこなかったように思う。しかし、今や一つの心理療法理論に基づく技法で、多様なニーズに応えねばならない数多くの実践を網羅することは、困難である。

　さらに多分野協働の場で、心理職のできることは全体の問題解決の中の一部分であると考えるべきである。援助の中身も、心理療法だけで良いということにもならず、ケースごとに、また援助の展開に合わせて、さまざまな方略を包括的に用いて対応することになるだろう。

　もちろん、それだけ複雑な判断をリアルタイムで行っている最中に、熟練すれば全てが見通せるかといえば、それは楽観的に過ぎる。プロセスの中で何回

も振り返ることで、分かってくることが多いのである。そういう意味でも、生涯学習としてのケース検討の意義は大きい。

c. 多分野協働のケース検討への貢献 —— 関係性に関するアセスメントの妥当性を高める

　心理療法の実践におけるケース・カンファレンスと異なり、多分野協働が前提の現場におけるケース検討の意義は、①担当者が問題・課題を抱え込むことを回避する。②さまざまな職種が、課題を全体で共有できる。③ 援助・支援の方法が広がり、問題・課題を拾い上げる網の目（セーフティネット）が細かくなるの3点が強調される。これらは、ソーシャルワークを学ぶ初学者のテキストにも明記されている事柄である。[8]

　ここにおいては、情報を多分野の専門家がいかに共有できるかが重要なのであり、個人心理療法のように個人と個人の中での関係がいくら深まったところで、援助の方略は狭まり、その結果虐待などのリスクが高まるのだと考えられているようである。

　単なる情報の守秘に関する違和感とは別に、少なくとも、多分野の専門家と合同でケース・カンファレンスを行う場合、当該ケースに対して個人心理療法的な関わりがなされていたとするなら、そこで得られた理解をどのように伝えることが有効かを熟慮すべきであろう。例えば、クライエントが現実の対人関係に憤りを示したとしても、クライエントの内的現実として語りを受け止めるべき時もある。事実の情報の混同のリスクは十分にはからねばならないだろう。

　また一方では、心理療法を通してのしっかりとしたアセスメントがあればこその貢献もある。例えばクライエント A さんについて、多くの情報がケース検討会で集まったとしよう。ソーシャルワーカー、保健師、女性相談員など、多分野の専門家によって A さんに関して共有される情報は、確かに A さんに対する理解を深めるだろう。

　しかし、集まった情報に A さん自身の矛盾があったり、理解の難しい状態があったりすることはしばしば生じる。A さんを理解していく上で何を軸とすれば良いかがあいまいになってしまう事態も少なくないのだ。

　ここにおいて、A さんと心理臨床の立場で関わった者たちは、A さんとの関

わりを通してＡさんが他者とどのような関係を構築する力があるかを語ることができる。過去と現在そして未来に渡って、その人がどのような生活と人生を築いていくかを、対人的な関わりの特性から見立てることができるのである。

　もちろん、実証主義心理学は、精神分析的あるいは関係論的な視点を長らく排除してきた。多分野で集う場でこそ実証的事実に重きを置くべきだとする主張もあるだろう。しかしながら、第三者的態度で、人の心を理解しようとすることは、科学的認識論の前提とはいえ、極めて偏狭な一部の理解に留まってしまう問題も提起されてくるようになった。心理療法に限らず、今、ここで、二人の間に何が起こっているか、それにリアルタイムで気づくことは困難である。むしろケースの検討の場でそれについて、振り返ることによって、はじめて他者と言葉で共有することができる。

　本書の中で行われた検討会も、まさにこれについて、真摯な討議が重ねられたものであった。参加者がその後、日常の臨床活動に戻り、医療、福祉、教育、産業などの現場で伝えるケース理解の内容は、多分野のケース検討会で大きな貢献を果たすことになるだろう。

おわりに――過酷な現場で生き抜くために

　心理療法や、相談援助の中で、たとえクライエントの進むべき道を示すことができたとしても、その道に同伴する現場の支援者は、沢山の傷つきを体験するのが常である。傷つくクライエントを助けているつもりが、自分も傷ついて、どうやら一緒にこれ以上進めなくなるくらい深手を負うことがある。結局、クライエントの状況はおろか、いつの間にか自分の状況も把握できない事態に陥る危険は常にある。

　こうした対人援助職の困難やバーンアウトは、一般にも広く知られるところであろう。心理臨床家のもう一つ大事なところは、支援者のケアである。しかしながら、心理職の傷つきは、どのようにしてケアすればよいのだろうか。心理の専門職は一人か少数派という職場がほとんどなのが現状である。

　それ故、私たちにとって職場から少し離れたところで、利害関係のない同じ専門資格を持つ仲間とケース検討を行うことは、過酷な現場で生き抜くために、非常に重要な機会となっているに違いない。

　もちろん、ケース検討の参加者全てが、同じニーズを持ち合わせているわけではない。それでも、さまざまな心理療法の背景、さまざまな心理臨床の構造を超え、一つのケースの理解へといたるケース検討の体験がある。これによって、それぞれが一人職場に戻っても、心理臨床家としての一貫性や連続性を失わずに明日の実践に向かうことができるのだ。

文献

1) 山本力（2018）『事例研究の考え方と戦略』創元社

2) 青木紀久代（2015）「コラボレーションの仕組みと実際」野村俊明、青木紀久代、堀越勝監修『うつ』福村出版、118-126頁

3) Richmond, M. E. (1917) *Social Diagnosis*, NY: Russel Sage Foundation.〔佐藤哲三監訳（2012）『社会診断』あいり出版〕

4) Gitterman, A. & German, C. B. (2008) *The life model of social work practice: advances in theory and practice (3rd ed.)*, NY: Columbia University Press.

5) Saleebey, D. (2012) *The strength perspective in social work practice (6th ed.)*, Boston, MA: Pearson.

6) Rapp, C. A. & Goscha, R. J. (2012) *The Strengths Model: A Recovery-Oriented Approach to Mental Health Services (3rd ed.)*. New York: Oxford University Press.〔田中英樹監訳（2014）『ストレングスモデル──リカバリー志向の精神保健福祉サービス 第3版』金剛出版〕

7) Schaefer, C. E. (ed.) (2014) *The therapeutic powers of play*. Northvale, NJ: Aronson.

8) 植田章（2010）「ケースカンファレンスの技術」社会福祉士養成講座編集委員会『相談援助の理論と方法II』中央法規出版、215-239頁

9) Reddy, V. (2008) *How infants know minds*. Cambridge, MA: Harvard University Press.〔佐伯胖訳（2015）『驚くべき乳幼児の心の世界──二人称的アプローチから見えてくること』ミネルヴァ書房〕

10) Rustin, M. and Bradley, J. (eds.) (2008) *Work discussion: learning from reflective practice in work with children and families*. London: Karnac Books.〔鈴木誠、鵜飼奈津子監訳（2015）『ワーク・ディスカッション──心理療法の届かぬ過酷な現場で生き残る方法とその実践』岩崎学術出版社〕

第2章

ケース・フォーミュレーションと
治療関係の把握

林　直樹

はじめに

　心理療法は、多くの要因が関与して複雑な展開を見せる治療の営みである。この心理療法の特徴は、そこで進められる作業を一般の人々に広く理解してもらうことの難しさに通じている。これまでにごく多数の心理療法の理論が提示されてきたが、それらは心理療法の理解を促進して、よりよい治療の実践を可能とするために編み出されたものである。反面、心理療法の議論では、理論偏重の理解が批判されたり、安易に一般的理解を追求するべきでないと主張されたりすることがあった。それゆえ、心理療法で起きていることを一定の理論を用いて捉えようとする際には、その理論がクライエントやその治療と理論が適合しているかどうかをよく吟味することが重要である。

　従来から心理療法の理論に対しては、学派間の相違が大きく、普遍性に欠けるという批判があった。プロチャスカとノークロス[1]は、心理療法の現状が多くの種類・学派のものが乱立する「ジャングル状態」であり、それによって関わる人々の間に混乱と分裂、失望が生じていると述べている。しかし、心理療法の理論が個々のケースの実際の治療に基礎をおくものであるからには、その理解が互いに大きく相違することが、すでに重大な問題だと考えなくてはならないだろう。言い換えるなら、クライエントを把握し、治療プランを作るという治療のスタート地点から検討を始めれば、治療者がどのような学派の理論を学び、トレーニングを受けてきたかにかかわらず、そこで応用されている特定の理解・理論がどのように治療に役立てられているかの検討が可能でなくてはな

らないはずなのである。

　本書は、さまざまな立場、考え方の執筆者による、ごく多様な背景を持つモデルケースの心理療法についての論考から構成されている。それゆえここでは、汎用性の高いクライエントのアセスメントと心理療法の把握法を用いることにしたい。これは、先に示した異なる立場や理論的背景を持つ人々が集ってケース検討を進めるという心理療法の理想を目指すためである。

　本章では、本書で用いられるケース・フォーミュレーション（事例定式化）とクライエント・治療者関係（治療関係）の把握の様式が提示される。その第一部では、ケース・フォーミュレーションの基礎的議論、本書で用いられるケース・フォーミュレーション、およびそれに加えてパーソナリティ（障害）のアセスメントの方法が提示される。さらに第二部では、従来の治療関係把握が概観され、本書で用いられる治療関係の把握法についての議論が行われる。その把握法は、治療関係での重層的な関わりを記述するウィタカーとマローネの把握法を下敷きにして作成されたものである。その議論は、本書では、それを若干の修正を加えた上で用いることにする。

第一部　ケース・フォーミュレーション

I. ケース・フォーミュレーションとはどういうものか？

　ケース・フォーミュレーションとは、治療の出発点として用いられる個々のクライエントの把握の様式、もしくはそれに基づいて進められるアセスメントのことである。それはまた、治療と深く関連付けられていることに特徴がある。

　歴史的にみるなら、ケース・フォーミュレーションは、特定の理論に依拠した画一的な理解を批判してクライエントの個別性を重視する動きとして発展してきた。心理療法のケース・フォーミュレーションを長く研究してきたイールスは、それを「対人関係、および自己、他者、世界についての認識を臨床的観察に基づいて、推測を最小限にして、特定の理論に偏ることなしに把握する」ものと説明している。また、精神分析的心理療法について一書を著したマックウィリアムズも、理論優位の考え方を排して、個別の情報を広く収集すること

11

表 2-1　心理療法のケース・フォーミュレーションの特徴

（1）情報を系統的、包括的に収集すること
（2）その情報から治療で用いられる（治療で検証されることになる）仮説を立てること
（3）その仮説を患者と共有し、どのように治療を進めるかを検討すること

注　本表は、イールス[3]の記述に基づく。

がクライエントの把握に必須であると述べている。このようにケース・フォーミュレーションでは、理論の応用を控えめにしながら、個別的情報を包括的に把握しようとすることによって、理論的な理解とクライエントの個別的な把握とを両立させることが目指されている。

　心理療法のケース・フォーミュレーションの基本的な特徴を表 2-1 に示す。

　ケース・フォーミュレーションでは、情報が包括的に収集されることが特徴である。そこでは、一定の理論に基づいて治療のための情報が（系統的に）収集され整理されるのであるが、特定の理論で重視される要因以外の情報までが集められることが多い。この点には、ケース・フォーミュレーションの理論にこだわらない（ケースの個別性を重視する）実際的な性質が表われている。ここからはさらに、ケース・フォーミュレーションの使用によって理論の盲点となっている問題を明らかにし、その理論を修正し強化することも期待しうる。

　実際の治療では、クライエントに対してフォーミュレーションに基づく治療的仮説（把握）の説明が行われ、次いでクライエントと治療者が治療方針、治療方法についての話し合いが進められることになる。ここで重要なのは、収集された情報から治療のための仮説が組み立てられる実際の過程が示されるのが原則だということである。これに基づいて他の学派の治療者との間にも議論が発展することが期待しうる。

II. 従来の見立てとの比較

　ケース・フォーミュレーションの特徴を明らかにするため、それを従来の心理療法における「見立て」と比較してみよう。見立てには、治療者の評価をクライエントに伝えるというケース・フォーミュレーションと似た働きがある。ここでは、従来の方法の代表として、土居による「見立て」を取り上げる。土居の「見立て」は、「ストーリを読む」作業に基づいて作成されるものである。

表2-2　「見立て（土居）」とケース・フォーミュレーションの比較

	土居（1977）の「見立て」	ケース・フォーミュレーション
評価の領域	治療者の一定の理論に従って収集された情報から「ストーリを読む」ことが行われる。	最低限の理論を適用しながら、系統的な、そして漏れの少ない包括的な評価が行われる。
「見立て」もしくは仮説の立て方	「ストーリを読む」作業は、治療者の持つ理論もしくはセンスによって進められる。「見立て」は、「ストーリ」に基づいて作成される。	得られた情報が整理され、そこから仮説が作られる。
クライエントとの理解の共有	「見立て」は説明としてクライエントに伝えられる。それが受け入れられない時は、それが抵抗ではないかという検討が進められる。	仮説はクライエントに示され、治療者と共に検討が進められる。仮説が行き詰まると、元の情報に立ち返って再検討が行われる。

　それは、クライエントのさまざまな情報を組み合わせ、総合することによって得られる理解である。表2-2にその比較を示す。

　「見立て」は、治療者のセンス・才覚に基づいて情報から読み取られた「ストーリ」から作成される。その「見立て」は、土居の記述を見る限り、患者に説明され、それに基づいて治療が進められるものようだ。特に患者が「見立て」を受け入れない場合、それを患者の抵抗として対応が行われる。ここでは、土居の「見立て」を取り上げているが、他の学派の「見立て」にも同様の性質がある。このような「見立て」の記述がシンプルであり、治療者寄りであることについては、それらが教科書的な著作のものであり、その理論を分かりやすく説明するために書かれたものであることを考慮するべきかもしれない。しかし、そこにはやはり、理論主導、治療者主導の姿勢があると言えるだろう。

　これに対してケース・フォーミュレーションの仮説には、患者との検討や他の学派の人々との議論にも供されるものである。そこでは、従来の「見立て」よりも、他の理論や患者に開かれていることが特徴であるといえる。

表2-3　ケース・フォーミュレーションの用いられ方の対立点

・もっぱら症例検討会で使われるもの* vs 日常治療のルーティンで使われるもの**
・文書化するべきもの vs 治療者の頭の中で組み立てるもの**
・即座に使えるもの vs 包括的なもの（広く情報を収集ことが必要なもの）***
・単純なもの vs 複雑なもの
・主観的なもの（治療者の主観に基づくもの）vs 客観的なもの（客観的な情報によるもの）
・観察に基づくもの vs 推測に基づくもの
・個別的なもの vs 一般的なもの

注：* マッキノン（2005）[6]の見解である。
　　** ペリーら（1987）[7]の指摘に基づく記述である。
　　*** この行以下は、イールス（2015）[3]の指摘に基づく記述である。

表2-4　ケース・フォーミュレーションの種類・領域

・精神力動的フォーミュレーション
・認知行動療法的フォーミュレーション
・システム論的フォーミュレーション
・統合心理療法的フォーミュレーション

III. ケース・フォーミュレーションのさまざまな形態や種類

　ケース・フォーミュレーションは、心理療法の場面の多くでさまざまに用いられている。

　そのあり方を巡る議論を概観しよう。

　ここでは、ケース・フォーミュレーションの用いられ方の多様さを示すため、表2-3 にそれについての対立点を示す。

　表2-4 には、ジョンストンとダラス[8]によって示されている心理療法、臨床心理におけるケース・フォーミュレーションの種類を示す。

　さらに、スペリーら[9]の著作では、行動論的フォーミュレーション、および生物・心理・社会的フォーミュレーション（「生物・心理・社会モデル」= Engel, J. に基づくもの）を記述している。このようにケース・フォーミュレーションの用い方や種類はごく多様である。さらに、ジョンストンとダラス[8]、スペリーら[9]は、ケース・フォーミュレーションにさまざまな考え方や立場があってよい

表2-5 イールスらの心理療法のケース・フォーミュレーション
（Case Formulation Content Coding Method：CFCCM）の項目

（1）精神症状と問題行動
（2）問題発生のきっかけとなったストレッサーや出来事
（3）問題発生の素地となった出来事やストレッサー
（4）先行する問題と関連し、その問題の発生と持続に影響を与えられていると説明されるメカニズム
　　1）心理学的に推測されるメカニズム
　　　①自分自身の問題になる側面、②他者との関係において問題になる側面、③非機能的な考えまたは信念、④問題となる性格傾向、⑤感情制御（不全）、⑥防衛機制、⑦対処スタイル、⑧技能・学習困難、⑨社会的サポートの不足、⑩身体疾患または事故による心理的ストレス
　　2）生物学的に推測されるメカニズム
　　　a.遺伝的影響、b.出産後に生じた生物学的影響
　　3）社会文化的に推測されるメカニズム
　　4）アルコールなどの物質使用・依存

と述べている。

IV. ケース・フォーミュレーションの実例

　ケース・フォーミュレーションの様式は、すでに多く発表されている。それらは、それぞれの臨床場面や心理療法の種類に適合するように構成されている。
　ここでは、基本的なものを例示する。

a. イールスらの心理療法のケース・フォーミュレーション
（Case Formulation Content Coding Method：CFCCM）

　イールスらは一般の精神科臨床における心理療法のケース・フォーミュレーション Case Formulation Content Coding Method（CFCCM）を発表している[10]。その構成を表2-5に示す。

　この表のケース・フォーミュレーションによる評価には、良好な信頼性があることが確認されている[10]。これは、仮説を組み立てるために収集されるべき基本情報の様式という側面の強いケース・フォーミュレーションである。

15

表2-6　支持的心理療法の四つのタイプのケース・フォーミュレーション（Winston ら[11])

タイプ	要点
構造論的ケース・フォーミュレーション（CF）*	パーソナリティに焦点をあてて、弱みと強み、全体的な病態水準を評価する。その構成要素は、自我機能（現実との関係、対象関係、感情、衝動コントロール、知覚・思考・運動などの自律機能、一貫した全体を形成し維持する統合機能）と超自我機能（良心、道徳、理想）等である。
発生論的 CF	早期の発達とライフ・イベントを評価する。
力動的 CF	現在の葛藤に注目して、持続的な葛藤や中核的な葛藤に関係づける。意識・無意識の緊張について検討する。
認知行動的 CF	中核的信念やスキーマに基づく自動思考に着目し、思考・行動・気分を変えるためにそれをどのように扱うかを考える。

注：* ここでの構造論とは、精神分析的理論における人間の精神が超自我、自我、イドの三つの心的装置から構成されるという構造論モデルの意味である。

b. ウィンストンらの支持的心理療法のケース・フォーミュレーション

　ウィンストンらの支持的心理療法におけるケース・フォーミュレーション[11]は、さまざまな考え方を取り入れられるものとなっている。彼らのケース・フォーミュレーションでは、その前提となる情報として、クライエントの抱えている問題（精神症状や問題行動、自分自身の悩み、仕事や学業についての課題、物質乱用などの問題行動）、対人関係、心的構造についての理解、生活史上のトラウマ、別離や喪失、医学的問題や精神疾患（患者自身と一親等の血族のもの）、過去の精神科治療歴、治療関係の問題、転居、家族の信条や学歴、性的発達と経験、自己同一性の問題. 経済的状況、が収集されるべきものとして挙げられている。これらを基礎情報として、次の表2-6 に示される四つのタイプのケース・フォーミュレーションのいずれか、もしくはそのいくつかが行われる。

　実際の治療では、これらのケース・フォーミュレーションが治療の局面や治療者の考え方によってさまざまに使われてよいとされている。

c. マックウィリアムズの精神分析的ケース・フォーミュレーション

　マックウィリアムズのケース・フォーミュレーション[4]は、特にクライエント

表 2-7　マックウィリアムズのケース・フォーミュレーションの構成

・変えられない特質（第3章）
　　①気質、遺伝的・先天的・身体医学的要因
　　②頭部外傷・中枢神経系疾患・障害などによる不可逆的影響
　　③生育環境の特徴

・発達的問題（第4章）
　　⓪いくつかの発達モデル
　　①パーソナリティ構造、不安・抑うつの発達的側面
　　②発達・人生におけるストレス・精神病理、愛着スタイル

・防衛のアセスメント（第5章）
　性格的防衛と防衛反応

・感情のアセスメント（第6章）
　　①転移・逆転移における感情
　　②感情体験の性質の評価（感情と行動を区別できるか？　感情を言葉で表現できるか？　感情をどのように防衛的に使っているか？　恥と罪悪感とどちらが支配的か？）

・同一化のアセスメント（第7章）
　　①治療関係に表れる同一化
　　②同一化・体内化・取り入れとその間主観的影響（後半で逆同一化、民族・宗教・人種・文化への同一化が取り上げられる）

・対人関係パターン（第8章）
　　①転移に現れるテーマ（および転移に現れていない対人関係のパターン）
　　②治療状況外における対人関係のテーマ

・自尊心（自己愛）、自己イメージ（第9章）
　　⓪自己（自己愛）の問題の諸相
　　①さまざまな心理療法における意味、治療可能性との関係

・疾患・問題の原因についての考え方（第10章）
　　⓪無意識・欲動モデル、認知モデルなどの病因論的仮説
　　①クライエントの人生についての意見、個人史の描写
　　②繰り返される行動パターンや転移反応
　　③病因となる信念を理解することの治療関係における意義

注：本表では、文献の目次に基づいてその構成が示されているが、本文の記述に合わせて項目を適宜まとめたり、表現を変えたりした箇所がある。

の内面に重点を置いていること、そして、その評価が治療・介入と特に強く結びついている点に特徴がある。その構成、項目を前掲の表2-7に示す。

このケース・フォーミュレーションは、アセスメントの様式を示すものでなく、それぞれの領域における評価や介入のポイントをまとめるという形式となっている。

V. 本書のケース・フォーミュレーション

ここに示すフォームは、ウィンストンの書籍に示されている基本情報を基礎[11]として、イールスのものの項目を加えて作成されたものである（表2-8）。

これらの領域は、互いに深く関連しており、多くの重なりがある。その関係を模式的に表したものを図2-1に示す。

このような多面的な評価を短期間（例えば初回面接）で行うことは無理であることが多いが、必要なところを随時埋めていってなるべく早期に評価を進め

表2-8　本書で用いられるケース・フォーミュレーションの評価領域

評価領域	内容・説明
0. 主訴、精神症状、精神機能（現症）、現病歴	治療の直接的対象となっている問題。
1. 先天的（遺伝的）要因・身体的要因	先天的（遺伝的）疾患・障害、身体疾患・障害、身体的状態。
2. 生育歴（発達歴の問題など）	生育歴および発達歴の要点。
3. 認知・感情・行動・対人関係	ここは、認知（内面）〜感情（内面）〜行動〜対人関係（外面）の順でまとめると便利である。これは、「行動」は内面と外面を繋ぐ位置を占めていると理解できるからである。
4. 自己イメージ・自己評価、同一性（長所・強みも含む）	これは、本来3.に含まれるものであるが、特にここで取り上げられる。
5. 生活状況、および生活上の障害を生じている環境要因	生活環境の諸要因がここにまとめられる（これに対して、3.ではクライエントの行動や対人関係の要因が扱われている）。
6. 病気、治療についての考え方治療関係（面接者との関係）	病気および治療についての考え方、治療関係についての認識。

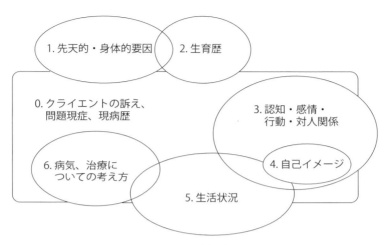

図2-1　ケース・フォーミュレーションの評価領域

ることを心がけなければならない。

　図 2-1 に示されているように、評価の各領域の間に重なりが生じることは避けられない。実際の評価は、しばしば複数の領域に跨る形で記述される。

付記：パーソナリティ特性（障害）の評価

a. パーソナリティ特性（障害）についての情報収集・アセスメント

　パーソナリティは、内的な精神活動や外界との関わりのパターンである。それを把握することは、そのクライエントを理解する上でごく有用であることは論を俟たない。これは、本章のケース・フォーミュレーションの「3. 認知・感情・行動、対人関係」とほぼ重なっている。それゆえこれらの領域が十分評価されているなら、パーソナリティ特性（障害）は、そのパターンから抽出することができる。

　しかし一般にパーソナリティ特性（障害）を少数回の面接で評価するのは、困難であることを認識しておかねばならない。それは、評価のために広い範囲の情報収集が必要だからである。また一つの情報源からの情報では、しばしば評価が偏ることになる。そのため、実際には、パーソナリティ特性（障害）の暫定的な評価の下で治療・対応を開始し、治療の中で得られた情報で評価を補

完していくことが一般に行われている。

　実際の治療現場におけるパーソナリティ評価は、以下のような情報に基づいて進められる。

　①クライエントの自分についての報告

　クライエントの自分についての報告は、その人の認知・行動パターンを知るために有用である。例えば、「私は人生でいつも孤独でした」という陳述から、回避性、内向性などの特性があることが推定される。また、面接においてクライエントに「あなたは普段はどのような人ですか?」といった質問をすることによって新たに情報を得ることができる。

　②クライエントについてよく知っている人からの報告

　家族などクライエントについてよく知っている人から、その人のパーソナリティの長所や短所、また、対人関係や行動のパターンについての情報を得ることができる。

　③クライエントの自分の対人関係、行動についての報告

　クライエントの自分の対人関係や行動についての報告は、パーソナリティ評価の豊かな情報源となる。また、クライエントに「あなたはこれまで職場の上司に対してどのように感情を抱いてきましたか?」といった質問をすることによって、対人関係パターンについての情報を得ることができる。

　④面接中に観察されたクライエントの態度

　面接中に観察されたクライエントの態度からパーソナリティ特性を読み取ることができる。例えば、面接者を前にして欠伸をする、前屈みに座るといった関心のなさそうな態度は、疎隔（内向性）を反映する特徴かもしれない。また、初対面で性的関係、身体的暴力、違法行為、物質使用といった一般には隠そうとする情報をあからさまに話すのは、反社会、境界性パーソナリティ障害の特徴だとされる。

b. パーソナリティ特性（障害）の評価方法

　パーソナリティ特性（障害）をどのように把握するかについては、これまでに多くの研究が重ねられてきているが、万人が認める様式はまだ確立されていない。[12]

表2-9 DSM-5代替診断モデルで規定されているパーソナリティ機能の4領域（要約）

パーソナリティ機能の領域		説 明
自己機能	同一性	自己と他者との明瞭な境界をもって唯一の存在としての自己を体験すること；自尊心の安定性と自己評価の正確さ；幅広い感情を体験し制御する能力
	自己志向性	一貫した有意義な短期的目標および人生の目標の追求；建設的で向社会的な行動規範を利用すること；生産的に内省する能力
対人関係機能	共感性	他者の体験と動機の理解と尊重；異なる見方の容認；自分自身の行動が他者に与える影響の理解
	親密さ	他者との関係の深さと持続；親密さに対する欲求および適応力；対人行動に反映される配慮の相互性

　ここで提案できるものの一つは、広く使用されている診断基準の項目を使って評価することである。第一に挙げられるのは、米国精神医学会の診断基準第5版（DSM-5）[13]のパーソナリティ障害の全般的診断基準Aにおける規定に基づいて、（1）認知、（2）感情、（3）対人関係機能、（4）衝動コントロールの4領域ごとに内的体験および行動の持続的パターンを評価するという方法である。これによって評価と同時に診断の作業を進めることが可能になる。

　また、DSM-5代替診断基準で規定されているパーソナリティ機能の領域、すなわち、自己機能（同一性と自己志向性）と対人関係機能（共感性と親密さ）の四つの項目ごとに評価するのもよい方法である。表2-9にその項目の要約を示す。

　加えて、DSM-5代替診断基準に規定されている病的パーソナリティ特性（否定的感情 negative affectivity〈vs 感情安定〉、離脱 detachment〈vs 外向性〉、対立 antagonism〈vs 協調〉、脱抑制 disinhibition〈vs 誠実性〉、精神病性 psychoticism〈vs 明晰性〉）ごとに評価することも有益である。この五つの病的パーソナリティ特性は、この表に示されているように、コスタとマックレア[14]が提唱するパーソナリティ評価のための主要5因子モデルのパーソナリティ傾向（神経症傾向、内向性〈vs 外向性〉、調和性、誠実性、開放性）とほぼ対応している。ここからは、病的パーソナリティ特性が一般に見られるパーソナリティ傾向の病的側面を取り上げたものと捉えられていることが理解される（表2-10）。

表 2-10　DSM-5 代替診断基準の病的パーソナリティ特性と主要 5 因子モデルとの対応

病的パーソナリティ特性		主要 5 因子モデルの パーソナリティ傾向
・否定的感情（vs 感情安定） 広範囲で高度の否定的感情がしばし ば体験される。それらは、不安、抑 うつ、罪悪感、羞恥心、怒りなどの 感情であり、さらにそれに基づく自 傷行為などの行動や依存などの対人 関係の問題が生じる。	－	・神経症傾向 敏感で気持ちが動揺しやすい。スト レスを感じやすく、すぐに緊張す る。また、罪悪感、怒り、悲しみな どの気持ちを感じやすく、自分の存 在感に疑問を感じることが多い。
・疎隔（vs 外向性） 社会的感情的関わりを避ける。対人 関係から引きこもる、楽しむことなど の感情体験を避けるといった特徴を 示す。	－	・内向性（vs 外向性） 内気で内向的で、一人でいることを好 む。考え込みやすい。次々に仕事をこ なしていくというより、何事にもじっ くり取り組む傾向が強い。
・対抗（vs 調和性） 自己イメージが尊大で、自分に特別 扱いを求めること、他者に嫌悪感・ 反感を抱くこと、他者への配慮なし に自分のために利用すること、など の対立をもたらす態度・行動を示す。	－	・調和性のなさ（vs 調和性） 懐疑的で競争心が強く、自尊心が高 くて、怒りを直接的に表現する傾向 である。他の人を厳しく批判する傾 向が強く、家族や同僚とすぐに口論 になることが多い。
・脱抑制（vs 誠実性） 直接的に欲求の充足を求めて、その 場の考えや感情、状況からの刺激に 反応して衝動的な行動に走る。	－	・誠実性のなさ（vs 誠実性） 細かいことにこだわらず、計画や目 標を立てて努力することが少ない。 仕事でも勘に頼ることが多い。
・精神病傾向（vs 明晰性） 文化にそぐわない奇妙な、普通でな い行動や認知を示す。	？	・開放性のなさ（vs 開放性） 保守的で自分のやり方にこだわる傾向 がある。いくつかの対案を出して比較 検討するということは得意でない。

注：本表の最下段の精神病傾向（vs 明晰性）と開放性のなさ（vs 開放性）の間の「？」は、両者の
関連性は十分に確認されていないことを示している。

　また、パーソナリティ心理学の領域で用いられている尺度を使うことも有用である。特に主要5因子モデルは、先に述べたようにDSM-5代替診断基準の病的パーソナリティ特性と対応しているので、パーソナリティ障害のタイプの診断に利用することができる。

　筆者は、日々の診療で主要5因子モデルに基づいてごく簡便に評価を行う10項目からなる質問紙TIPI[15]を使っている。この質問表は、パーソナリティ特性の大まかな把握に使われるものであるが、それでもパーソナリティについての有用な情報をもたらしてくれる。

第二部　治療関係の理解

　ここでは、治療関係の評価について検討を進めることにする。これは、ケース・フォーミュレーションの場合よりも一段難しい課題である。これまでに多くの治療関係の記述が重ねられているが、一定の様式を用いることは普及していない。しかし、普遍性、客観性のある治療関係を捉えようとする機運は高まってきている。例えば、精神分析に由来する転移の概念を他の一般性のある概念に置き換えようとする努力が行われているし、発達心理学やビデオ画像を使った治療関係の検討などの実証的研究の知見に基づいて、従来の治療関係の把握法を組みなおそうという動きもある[16]。これらの努力は、一般性の高い治療関係の評価方法の確立に通じるものといえるだろう。

Ⅰ. 治療関係の捉え方の基本的な考え方：精神分析的心理療法や医療面接などの概観

　ここでは、精神分析的心理療法、医療面接、支持的心理療法および認知行動療法における治療関係の捉え方を概観し、それらを展望する視点を提示することとしたい。

a. 精神分析的心理療法における治療関係の捉え方

　フロイトの創始した精神分析は、近代の心理療法の土台になったものである。ウォルバーグ[17]の教科書によれば、自由連想法を用いる古典的精神分析、および

そこから発展した精神分析的心理療法は、無意識に根差して発展する転移関係を認識し、それに基づいて介入することを眼目とする心理療法である。そこでは、転移、逆転移こそが主要な治療の舞台となるという考え方があり、治療関係も転移、逆転移を軸として理解されることになる。精神分析的心理療法は、精神分析の原則を緩めてその適用範囲を広げたものであり、力動的心理療法、表出的（探求的）心理療法とも呼ばれることがある。そこでは、クライエント・治療者関係の現実的側面が顧慮されることもあるが、やはり転移・逆転移が特別に重視されており、近年でもその学派の教科書では、治療関係の現実的側面についてほとんど記述されていないものが少なくない。

　そのような治療関係の見方の例としてウィタカーとマローネの図 2-2[2]を示すことにしよう。

　この図には、心理療法が進行する（図の下部に示されている各段階を進む）のに従ってクライエントと治療者が徐々に深くファンタジーの領域に入って行き、V. 中核段階でピークに達した後、治療の終了に向かうにつれて、それぞれが徐々に現実に戻って行くプロセスが描かれている。ここでは、治療者が入るファンタジーこそが治療者とクライエントとが関わる場と想定されている。ここでのファンタジーとは、転移・逆転移関係であり、それが治療的関わりの重要部分だとされる。

　このような見方に対して、グリーンソンは、作業同盟（working alliance）や[18]現実的関係（real relationship）について議論することによって治療関係の現実的側面を重視するべきことを主張した。彼は、精神分析的心理療法における現実的側面の存在を認め、治療に協力するクライエントの内界の一部分を観察自我と名付け、それと治療者の治療同盟によって治療が進められるものと考えた。彼はさらに、その治療同盟の強化も治療の進展を支えるものとして重視するべきことを主張した。この考え方は、その後のいくつかの後代の教科書に取り入れられている。例えば、ワイナーの教科書[19]では、治療契約など治療関係の現実的側面が記述されている。成田は、グリーンソンの主張に基づいて、転移・逆[20]転移関係の発展を「役割からの逸脱」と捉えて、そこからの「回復と再統合」を治療機序として重視するべきだと論じている。成田はさらに、「A 関係（職業的、契約的関係）（治療同盟が前面にあって機能している関係）」と「B 関係（個

24

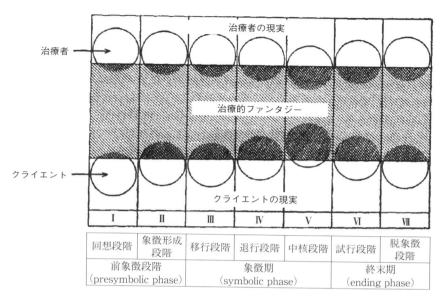

図2-2 治療の進展と現実、ファンタジーとの関わり

人的、転移・逆転移的関係)」が入れ替わる過程の中で心理療法が進展するというモデルを提示している。

b. 医療面接

　医療面接は、身体疾患の治療の領域で発展してきた援助の様式である。医療面接では、「医療に必要な人と人との結びつき」を確立し、「治療に対する患者との積極的な協力作業を開始し、継続することが目的とされている。そこにおける面接者の役割は、患者と治療スタッフの協力的関係の構築を促進することである。[21] 医療面接は、治療そのものではないのであるが、ここでは、援助者と被援助者の関係の一つの類型として取り上げる。これは、精神分析的心理療法の対極にあるものといえる。

　医療面接では、医療を受ける人と治療を行う医療スタッフという社会的役割によって規定される関係が出発点である。医療面接における患者・医療スタッフ関係のエマニュエルとエマニュエルによる分類を表 2-11 に示す。

　この表 2-11 では、上から下に患者の自律性の高い順に患者・医療スタッフ

表 2-11　患者・医療スタッフ関係モデル（Emanuel と Emanuel[22] による表を改変）

モデルの種類＼主要な特徴	患者の価値観・判断力	医療スタッフの説明	患者の自律	医療スタッフの役割
情報提供モデル	十分な判断力がある。価値観が確立されている。	患者の判断の材料となる医学的事実を伝える。	患者は治療法を選択し、それを医療スタッフに指示する。患者の自律は保たれている。	「医療技術の専門家」患者の選択に従って治療を行う。
解釈（理解提供）モデル	患者の判断力、価値観に混乱、矛盾がある。混乱を収拾するための援助が必要とされる。	医学的事実を伝え、患者の判断を促す。患者の置かれた状況の心理学的理解を伝えサポートをする。	患者は治療についての決定を自律的に行う。葛藤の解除などの自律のための助力を必要としている。	「カウンセラーもしくは助言者」患者の選択に基づいて治療を行う。内面的な葛藤を解除し、自律の促進を目指す。
熟考促進（共同検討）モデル	患者の判断力は低下し、価値観に揺らぎがある。自律的判断のために医療スタッフの直接的援助が必要とされる。	医学的事実を伝え、患者の判断を促す。患者の置かれた状況についての理解を伝える。患者と共に対応を検討する。	患者は治療についての決定を自律的に行う。患者は自律のための助力（指導、助言）を必要としている。	「友人もしくは教師」社会で最も一般的な価値に従うように、最も効率的な治療を受けるように促す。
パターナリスティックモデル	医療スタッフの考える社会で一般的な価値観と一致しているべきことが前提とされている。	医療スタッフは患者の理解を深める説明をするより、患者の福利（well-being）の向上を優先することがある。	患者は、自律機能が停止しており、社会一般の価値を受け入れるのみである。治療上の判断や価値判断を医療スタッフに委託する。治療における自律は限定されている。	「保護者、庇護者」患者に代わって決定を行う。

関係のモデルが並べられている。ここでは、自立したメンバーとしての患者と医療スタッフとの関わりを理想型として捉え、そこからズレがあるものとして他の関係が分類されている。

c. 支持的心理療法、認知行動療法の理解

　支持的心理療法は、クライエントの現実適応や機能レベルの向上、精神症状の抑制を主眼とする心理療法である[17]。ここでは、関わりの現実的側面を重視するという点が医療面接と共通である。

　支持的心理療法を理解するためには、それと精神分析的治療との関係が重要である。ウィンストンら[11]によれば、支持的心理療法と精神分析的治療とでは、クライエントを理解する方法までは共通であるが、その先の介入法や技法は異なるとされる。すなわち、介入法の相違点として、支持的心理療法では、機能レベルの向上などを目的として、励まし・保証・教育・助言が行われるが、精神分析的治療で重視される転移・逆転移や抵抗の分析は行われないのである。ただし、精神力動志向的支持的療法、精神力動的（表出的）支持的心理療法や支持的表出的心理療法といった立場があることから理解されるように、支持的心理療法では、しばしば両方の介入法がブレンドされて用いられるという実態がある。しかしそこでは、精神分析的心理療法でよりも、社会的関係としてのクライエント・治療者関係が重視され、現実の関係や社会的立場に焦点があてられ、治療同盟を強化することに主眼を置く介入が行われることが多い。そこではまた、転移・逆転移を積極的に治療に利用しようとすることをせず、穏やかな陽性転移を治療同盟の強化のために保とうとする以上には転移に踏み込むことはない。

　認知行動療法では、支持的心理療法と同様に、社会的に規定される現実的なクライエント・治療者関係が重視される。そこで目指される治療関係は、治療目標の共有と目際達成に向けた協力を可能とする協力的な関係である。これは、医療面接における情報提供モデル（表2-11参照）のような自律的な個人同士の契約的関係に近い関係であるといってよい。認知療法において治療者は、協働的経験主義と呼ばれるクライエントと協力してその気付きを深めていくことを援助する関わりを実践することが求められる。そこでは同時に、現実的から離

表2-12 医療面接や心理療法における治療関係の位置づけ

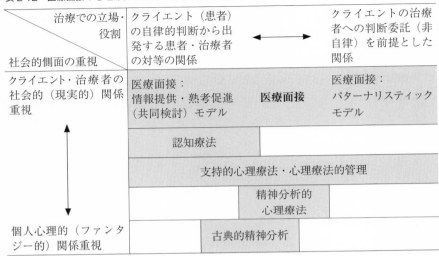

治療での立場・役割　／　社会的側面の重視	クライエント（患者）の自律的判断から出発する患者・治療者の対等の関係		クライエントの治療者への判断委託（非自律）を前提とした関係
クライエント・治療者の社会的（現実的）関係重視	医療面接：情報提供・熟考促進（共同検討）モデル	医療面接	医療面接：パターナリスティックモデル
	認知療法		
	支持的心理療法・心理療法的管理		
		精神分析的心理療法	
個人心理的（ファンタジー的）関係重視		古典的精神分析	

れたファンタジーやそれに基づく関係を現実的なものに置き換えられる努力が行われる。このような認知行動療法における治療関係は、治療同盟を重視する支持的心理療法のそれと共通点が多くある。

II. 治療関係の捉え方のまとめ

　心理療法における治療関係の理解を大きく進めたのは、精神分析である。そこでの転移の発見によって、治療関係や個人の内面の深みに光をあてることが可能になった。他方、医療面接では、患者・医療スタッフ関係の社会的に規定される側面に依拠して、患者をどのように援助するかについての検討が重ねられてきた。この二つの立場は、対極の位置にある。精神分析では、関わりの個人心理における意味が問題にされるが、医療面接では、個々の関わりにおける社会的に規定される関わり方からのズレが重視される。

　これら両者の中間にあるのが、支持的心理療法や認知行動療法における治療関係である。この立場では、精神分析の治療関係の把握を取り入れながらも、現実的なクライエント・治療者関係を重視し、治療関係を協力的なものとすることが重要な課題とされている。本節では、これらの治療関係の見方を総合し

て、治療関係の一般性のある評価方法について考えることにしたい。表2-12に、クライエント（患者）の立場・役割（自律↔依存）、および両者の関わりにおいて重視される側面（社会的側面↔個人心理的側面）から見た、医療面接や心理療法の位置づけを示す。

　この表の縦軸は、クライエント・治療者関係において重視される特性が、上方にゆくと社会的現実的なものとなり、下方だと個人的心理やファンタジーが主になることを示している。他方、横軸は、クライエントの自律（依存）の程度を示している。左方が自律的であり、右方が依存・委託（非自律）である。左端は、クライエントの自律を前提とする、両者が（立場の相違はあるものの）対等であることが前提とされている関係である。右端のパターナリスティックモデルは、患者の依存、委託が特徴となっている関係である。精神分析的心理療法、古典的精神分析がこの表で左端よりやや右に示されているのは、それらが患者の無意識を把握して伝えるという治療者（分析者）の優位性を前提とする治療だからである。

Ⅲ. 本書で用いられる治療関係の把握法

　第一部で示したようにさまざまな医療面接や心理療法における治療関係は、ごく大まかにではあるが、現実的社会的関係－個人的（ファンタジー的）関係、依存－自律といった治療関係における立場の取り方によって把握することができる。この理解を心理療法における個々の治療関係に応用してみよう。

　図2-3はその治療関係の特徴を記述するベクトルが示されているウィタカーらの描いた治療関係の図である。ここでは、原図を若干改変したものを示している（変更点は図2-3注を参照のこと）。①、②は、社会的に規定された治療関係を基準とする見方である。③、④は、個人的なファンタジーに属する思いであり、表2-12の縦軸に対応している。依存－自立の視点は、①、②のベクトルの主たる性質であるとして表現される。ここでは、表2-12がクライエント・治療者関係を俯瞰する視点から捉えるものであるのに対して、クライエントと治療者のそれぞれの視点から治療関係を捉えようとすることが行われている。

　治療関係の概要は、この図で示されている①～④のベクトルを評価すること

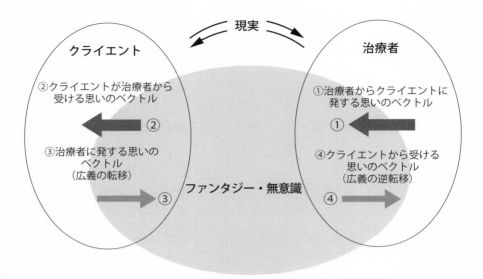

図中の①～④は、クライエントと治療者の内面に向かう、もしくは内面から発する、思いのベクトルである。①と②は主要な（major）ベクトルであり、③と④は主要でない（minor）ベクトルである。ベクトルの向きは、図に示されているものが一般的であるが、特別な状況では逆になることがある。例えば、治療者がその個人的背景から強い感情をクライエントに対して抱く（狭義の逆転移の）場合は、④のベクトルの向きは逆になる。

ウィタカーとマローネの原図では、通常の心理療法では、ベクトルはファンタジー・無意識の領域に含まれるものとして描かれている。そして、ベクトルが現実の領域（図の全ての白い部分）からはみ出ているなら、全てが不適切なものと見なされている。それは、ウィタカーとマローネが精神分析的治療の立場をとっているゆえである。

実際には、クライエントも治療者も現実と活発にやりとりをしており、現実を介してのやりとりもしているはずなので、この図では、上部に現実を通過するベクトルも書き加えてある。また主要なベクトルも意識化され、現実の言動に顕れているものなので、この図では、主要なベクトル①、②は、現実とファンタジー・無意識の境に置いている。

図2-3　ウィタカーとマローネ[2)]による治療関係の状況の図示

で把握できると考えられる。この項目をシンプルに表示したのが次の表2-13である。ここには、項目ごとにクライエントもしくは治療者の思いの例が記入されている。

表の①②は、治療者、クライエントそれぞれの社会的に規定されている治療関係にそぐうか（もしくは、そぐわないか）に該当する思いが記入される。③④では、クライエント、治療者それぞれの（①②以外の）個人的思いやファンタ

表2-13 本書で用いられる治療関係の把握法

	クライエント	治療者
治療についての思いのベクトル（時に現実的）	②治療者から受ける治療についての思いのベクトル 例1：「幾度も失敗してきたので、この治療でうまくいかなければもうだめだ。」 例2：「この治療も今までのようにうまくいかないだろう。」	①クライエントへの治療についての思いのベクトル 例1：「とても苦しんできた患者だ。何とかしてあげたい。」 例2：「まだこのクライエントの悩みがよく把握できないが、なんとか努力しよう。」
相手についてのベクトル（主に無意識・ファンタジー）	③上記以外の治療者への思いのベクトル（広義の転移） 例1：「この治療者は怖そうだ」 例2：「この治療者は、自分に優しくしてくれた親戚の一人に似ている」	④上記以外のクライエントから受ける思いのベクトル（広義の逆転移） 例1：「このクライエントはよそよそしく感じる」 例2：「行動が予測できない不気味さを感じる」

ジーが評価される。筆者は、治療関係のこれら①～④を把握することを、粗いものであるものの、一種の定式的把握として利用できると考えている。

おわりに

　心理療法の理解、理論には、学派ごとの特徴のあることがしばしばである。その特徴は、学派間の対話を妨げるものであった。本書は、さまざまな背景の治療者によるケース検討が集められたものなので、議論の共通基盤のようなものが必要である。本章ではそのために役立つと考えられるケース・フォーミュレーションと治療関係の把握法を提示した。

　イールス[3]は、ケース・フォーミュレーションを心理療法の学派間の交流を図るツールとなりうるものと考えている。そこには、特定の理論の適用が控えめになされていること、集められた情報から治療のための仮説が形成される過程が示されていることが原則とされている。そこで本書では、モデル症例の理解を一定のケース・フォーミュレーションを元に進めることとした。

治療関係の把握では、これまでさまざまな方法が用いられてきたが、議論が十分に詰められているとは言いがたい状況にある。本書では、ウィタカーらの[2]治療関係の図式を応用して、多層的にクライエントと治療者の互いに対する思いを把握する様式を提案し、それを治療関係の記述に用いることにした。

　本章で提示したケース・フォーミュレーションや治療関係の把握法は、それぞれ必要に応じて作成されたものであり、不十分な点が多々残されている。今後、実際の治療やケース検討の中で使ってゆくことによって洗練、発展させることを目指したいと考えている。

文献

1) Prochaska, J. O. & Norcross, J. C. (2014) Systems of Psychotherapy: A Transtheoretical Analysis, Eighth Ed., Cengage Learning. 〔(第 6 版の翻訳：津田 彰、山崎久美子監訳 (2010)『心理療法の諸システム 第 6 版』金子書房〕

2) Whitaker, C. A. & Malone, T. P. (1953) *The Roots of Psychotherapy*. Blakiston.

3) Eells, T. D. (2015) *Psychotherapy Case Formulation*. American Psychological Association.

4) McWilliams, N. (1999) *Psychoanalytic Case Formulation*. Guilford Press. 〔成田善弘監訳 (2006)『ケースの見方・考え方――精神分析的ケースフォーミュレーション』創元社〕

5) 土居健郎 (1977)『方法としての面接』医学書院

6) MacKinnon, R. A., Michels, R. & Buckley, P. J. (2005) *The psychiatric interview in clinical practice*, 2nd ed. American Psychiatric Publishing.

7) Perry, S., Cooper, A. M. & Michels, R. (1987) The psychodynamic formulation: its purpose, structure, and clinical application. *Am J Psychiatry*. 144(5) : 543-50.

8) Johnstone, L. & Dallas, R. (2014) Introduction to formulation. In Johnstone, L & Dallas, R., editors. *Formulation in Psychology and Psychotherapy: Making sense of people's problems*, Second edition. Routledge.

9) Sperry, L., Gudeman, J. E., Blackwell, B. & Faulkner, L. R. (1992) *Psychiatric case formulations*. American Psychiatric Press.

10) Eells, T. D., Kendjelic, E. M. & Lucas, C. P. (1998) What's in a case formulation? Development and use of a content coding manual. *J Psychother Pract Res*. 7 (2) : 144-53.

11) Winston, A. Rosenthal, R. N. & Pinsker, H. (2012) *Learning Supportive Psychotherapy: An Illustrated Guide.* American Psychiatric Association. 〔大野裕、堀越勝、中野有美監訳 (2015)『支持的精神療法入門』医学書院〕

12) 林直樹「パーソナリティ障害概念の現在 イントロダクション」『パーソナリティ障害 くらしの中の心理臨床 2』林直樹、松本俊彦、野村俊明編 (2016) 福村出版、14-24 頁

13) American Psychiatric Association (2013) *Diagnostic and statistical manual of mental disorders, fifth edition, DSM-5.* American Psychiatric Association. 〔髙橋三郎、大野裕監訳 (2014)『精神疾患の診断・統計マニュアル DSM-5』医学書院〕

14) Costa, P.T. & McCrae, R. R. (1990) Personality Disorders and The Five-Factor Model of Personality. *Journal of Personality Disorders.* 4(4) : 362-71.

15) 小塩真司、阿部普吾、Cutrone, P. (2012) 日本語版 Ten Item Personality Inventry (TIPI-J) 作成の試み『パーソナリティ研究』21 (1)：40-52. URL: http://www.f.waseda.jp/oshio.at/research/scales/TIPI-J.pdf

16) 富樫公一編著 (2013)『ポスト・コフートの精神分析システム理論』誠信書房

17) Wolberg, L. R. (1988) *The technique of psychotherapy.* Fourth edition. Grune & Stratton.

18) Greenson, R. R. (1967) *Technique and Practice of Psychoanalysis.* International Universities Press.

19) Weiner, I. B. (1975) *Principles of Psychotherapy.* John Wiley & Sons. 〔秋谷たつ子、小川俊樹、中村伸一訳 (1984)『心理療法の諸原則 上・下』星和書店〕

20) 成田善弘 (2000)『セラピストのための面接技法――精神療法の基本と応用』金剛出版

21) Aldrich, C.K. (1999) *The Medical Interview: Gateway to the Doctor-Patient Relationship,* Second edition. Parthenon Publishing Group 〔田口博國訳 (2000)『医療面接法――よりよい医師 - 患者関係のために』医学書院〕

22) Emanuel, E. J. & Emanuel, L. L. (1992) Four models of the physician-patient relationship. *JAMA.* 267(16) : 2221-6.

第3章

Case 1

自己感の揺らぎを訴える A さん

谷田征子

①ケースの概要

● A さん　20 代前半　女性　専門学校 2 年生

　家族構成：A さんは、父親、母親、妹と暮らしている女性である。父親は多忙な会社員で不在がちであり、母親はパートや趣味の活動で忙しく、夫婦の会話はほとんどなく関係は冷めていた。妹は高校生だが、A さんとは幼少期の頃から反発しあってきた。

　生育歴：A さんは、保育園に入ってから、母親と別れた後、保育士のそばを離れずにいることがしばらく観察された。小学校では活発に遊び、勉強もできていたが、小6ではクラスが荒れて落ち着かない日々が続いた。中学校では部活に打ち込んでいた。私立高に進学したが、高1の夏休み明けから学校を休みがちとなり、1年留年し卒業した。3年制の専門学校に入学したが、授業に興味がもてずクラスメートの輪から浮いているように感じられ、休みがちとなり家にひきこもるようになった。このまま学校に行けなくなるのではないかと母親が心配し、精神科クリニックを訪れた。診察では対人関係やアイデンティティの不安定さが見られたため、医師からカウンセリングが提案され、治療者との心理療法が開始された。

②治療設定

　週に1回50分の対面での心理療法を設定した。A さんは治療者との面接後、医師の診察を受けた。医師から A さんの情報について治療者と共有すること

34

について説明がなされた。以下、およそ2年の経過について報告する。

③治療初期の把握（「　」はクライエントの発言、〈　〉は治療者の発言）

　初回面接では、Ａさんは、タイトスカートにハイヒールと大人っぽい感じであったことから、治療者はＡさんが背伸びをしている印象を受けた。面接開始時には、Ａさんは「自分がどうなっていくのかが分からないという不安がある。この先不安なことに対処していけるようになりたい」と語った。その次の回では、Ａさんはしばらく沈黙した後、「今気になることを話していいですか」と前置きしてから、「カウンセリングがある日にアルバイトのシフトを入れてしまって、それを変更してもらったが、それによって上司（女性）に嫌われるのが心配だ」と話した。

　一方、その後の回ではＡさんは「何を話せばいいんですかー」と強い口調で言った。それに対して、治療者は〈不安になったことを、ここで言葉にして考えていきませんか〉と伝えると、Ａさんは「フーン」と鼻であしらうように答えた。そうしたＡさんの態度は、治療者には挑戦的なこととして感じられた。

　また、治療者は、Ａさん自身がどうなっていくのか分からず心細く思いながらも、ここで何か変わるのだろうかという思いがＡさんにはあるのだろうと推測した。こうした強がっているＡさんの態度の背後には、人との関わり合いを求めているようにも感じられたが、治療者と関わることの怖さもあるのだろうと想像した。

④心理療法の経過

　Ａさんとの心理療法の経過を3期に分けて記述する。

第Ⅰ期　心理療法への不安と期待

　Ａさんは、夏休み明けに専門学校での講義の単位を取れていないことに落ち込んでいた。対人関係について、Ａさんは「一対一の関係はいいがみんなと一緒にやっていくのはダメ。自分が大切にされていないと思うともういいやと思ってしまう」と言い、治療者は〈自分が大切にされていないと思うと関係

を切られる前に切ってしまう？〉と伝えると、Ａさんはあっさり認めた。また、Ａさんは空いている時間をアルバイトで埋めるように忙しくして、考える時間を減らしているようであった。

　開始後３ヵ月頃、Ａさんは家族について初めて語り、家にいても一人になる空間がないこと、母親は何でもやってくれるといったことを、ぽつぽつと話した。一方で、家族について話したことでＡさんは動揺したのか、その後２回キャンセルが続いた。その次の回では、Ａさんはカウンセリングに来ているのは彼に知られたくないと言いながらも、「決まった曜日に、決まった時間に来るということが自分にとっては必要かも」と、面接におけるアンビバレントな気持ちに触れるようになった。しかし、その後もキャンセルや遅刻が続き、治療者は心理療法に来ることへの迷いが行動に示されているように感じた。

　開始後４ヵ月頃、15分遅刻してＡさんは面接にやって来た。Ａさんは「家族が自分を子どものように扱い、それは楽であるし甘えているのかなと思うが、それでは自分が大人になれない」と話した。治療者はＡさんが家族から自立したい思いがあるのだろうと思い、〈自分から出て行くことはしんどいかもしれない〉と伝えると、Ａさんは否定することはなかった。この頃から専門学校を休むことはありながらも通うようになった。

第２期　自分について考える

　開始後５ヵ月頃から、Ａさんは自分の内面について振り返るようになった。Ａさんは人に言われることに過敏に反応し、学校で他の子が自分より良いものを持っていると羨ましいと思ってしまう、自分にはないんだなと思うと語った。また、Ａさんは自分の課題が「一人でいられないことと他人からどう思われるのかが気になること」と言い、「落ちた時はちょっと助けてもらって」とカウンセリングでも助けてもらいたいと思うようになってきた」と述べた。そして、Ａさんは、自分が便秘気味であることをフフッと笑いながら打ち明け、「感情を出すこともしていきたい」と、我慢してきた気持ちも表現していきたいと話すようになった。「自分だけが特別だと思わないようにしたい」と、自分は人と違うと思ってきたけれどもそう思うことを手放そうとする姿勢を見せた。

　しかし、開始後９ヵ月頃から、遅刻や無断キャンセルが見られた。Ａさんの

　内省が深まり自分の中でこうしていきたいと思う一方で、現実では思う通りに
うまくいかず葛藤が強まっているのではないか、と治療者は思った。一方で、
無断キャンセルの次の回では、Aさんは「心理的にも疲れていたが、無断は
失礼だなと思った」と謝ってきた。そして、Aさんは自分の中に、「人とうま
くやっている自分、明るい自分、あまり好きではないが、自由奔放な自分もい
る」と肯定的なイメージの自分と、自分でもコントロールがきかなくなるよう
な自分がいることに触れ、「今この時期は自分を調整している時期」と考える
ようになってきた。その後、Aさんは彼と別れることになったことを告げた
時には、髪をかきむしり、うつろな表情となった。Aさんはさらに、「これま
での自分は嫉妬や攻撃性を人に向けていた」「攻撃性をなくせばいいと思った」
と述べた。治療者には、彼女が自分の中の攻撃性を扱ってよいかに迷っている
と感じられた。治療者は、〈あなたの攻撃したくなるような気持ちを彼がちゃ
んと受け止めてくれないことがあったのではないか〉と伝えたところ、Aさ
んは「自分を変えたい、だけど自分らしさというものもある」と矛盾した気持
ちに触れた。そしてAさんは彼のために何かしたいと思ったが見返りも期待
していたかもしれない、と相手から何か得られないと満足できない自分にも気
づくようになった。Aさんは「あー、思っているだけでなく、こうやって言葉
にすると違うのかなと今思いました」と、心理療法で自分の思いを言葉にする
ことが、Aさんにとって何か違ったこととして体験されているようであった。

第3期　自分を変えることへの葛藤

　開始後1年2ヵ月頃、Aさんは自分を変えていきたいという気持ちが強く
なっていった。Aさんは周りへの羨ましさが強くなる中で、どこにも居場所が
ない感じが強まり、また以前人から空っぽと言われたことが想起され、そのこ
とが頭から離れず死にたいような気持ちになることが吐露された。

　一方で、Aさんは自分について、「変えなくていい自分もいるし、変化して
いく自分は変わっていく、両方あっていい、どちらも自分なんだと受け止めて
いいと思った」と話し、相反する自分が共存していることを考えるようになっ
てきた。また、Aさんは「以前は悪い物を排出し、人のせいにしてきた。そ
れで人間関係で躓いてきた」と言い、自分の中に悪いものを抱えておくことが

困難で、それを外の世界に投げてきたと話すようになった。しかし、その後の回では、Ａさんは面接で話すことが苦しい、アルバイトでどこまで素の自分を出したらよいのかと言って、顔をうずめた。そして、Ａさんは、大人になりたくない、大人になってもいいことがあるのか、子どもの部分を社会で出さない方がいいと分かっていると、自分の子どもの部分を周囲に受け止めてもらえず、大人のように振る舞ってきたことの苦しさを訴えた。治療者は〈これまでもそう大人らしくやってきた。そうやっていいことがあるのかと絶望もしたのでは〉と伝えると、Ａさんは人前でいい印象を与えるよう笑顔にするという努力をしてきたことを語った。この面接でも、Ａさんは大人のように振る舞ってきたが、Ａさんの中の子どもの部分を抱えてもらえないことを訴えてきているように治療者は感じた。

　開始後１年半を過ぎた頃、Ａさんは自分の中の悪い自己イメージがぶれているが、そこには戻りたくないと話した。治療者は、面接の中で、悪い自分のイメージに向き合うことで、動揺しているのではないかと感じた。ある時、２回続けて、治療者がＡさんを呼びに行くのがうっかり遅れることがあり、治療者がそのことを謝ることがあった。それに対して、治療者の１回目の遅刻にはＡさんは「いいですよ」と流したが、２回目では「家には誰もいない方がいい、母のことは信頼しているけど……」と、一人の方がいいと、自身が忘れられた怒りを伝えてきた。また、Ａさんは「家族とは距離を置きたい」と、治療者に対する否定的感情を暗に伝えてきているが、その表現は間接的であった。このことは、自分の怒りを受け取ってもらえないのではないかとＡさんが感じているように治療者には思われた。その後、Ａさんは予約を取らず帰ったが、２週間ぶりにやって来て、治療者がＡさんに前回はどんな気持ちで帰ったのかと尋ねると、「ぐちゃぐちゃした感じでした」と伝えた。そして、Ａさんは、人を求めるが一人でいることの寂しさにふれ、外ではこういうことを言えないと話した。

⑤**考察**

　Ａさんは初回面接で、「自分がどうなっていくのかが分からないという不安

や、この先不安なことに対処していけるようになりたい」と語っていた。おそらく、Aさんは主治医との診察を通じて自分の課題を意識していたのだろう。また、Aさんは、自分でも不安に対処していきたいという望みを伝えてきている。つまり自分の課題が意識される中で、治療者とAさんとの心理療法が始まっていったといえる。Aさんが語ったように課題としては、青年期の発達テーマであるアイデンティティ（同一性）が前面に現れてきているが、もう一方で、人との関わり合いがAさんの「この先不安なこと」の一つであった。Aさんの場合、他者と関わり合うことによって、Aさんの自己感が脅かされ、不安が高まることが繰り返されていた。

　母親との関係性を心配するAさんであるが、母親には日常的に世話をしてもらっても、自分のつらい気持ちを受け止めてもらうことや、喜びを分かち合うといった情緒的交流が希薄であったと思われる。治療者は面接において、間主観的な関わり合い、すなわちAさんの気持ちを共有しようとすることがAさんの自己感の成長には必要なことだろうと考えた。そのために、治療者は、Aさんの語ることだけでなく、Aさんの非言語的な関わり、例えば挑戦的に振る舞うAさんに対してはその背後にある気持ちについて考えるようにした。

　Aさんは自分らしさというものを漠然とであるが自覚しており、それは自分が生き生きとしているための原動力でもあるのだろう。ただ、その自分らしさには、自分が特別であるという万能感があり、そこには甘えも含まれているが、それを自分でもどう扱っていけばよいのか分からなくなっていたと考えられる。一方で、他者からどう見られているのかということや、人と親密な関係性をもつことへの怖れがあり、外からも内からも強力な力が加わることで苦しくなり助けを求めてきた状態であったと考えられる。こうしたせめぎあいがAさんの中で起こっていたのではないだろうか。このような状態は、心の成長をもたらすものでもあるが、一方で停滞して前進することもできなくなっていた。Aさんにとってそうした自分に向き合うことは苦痛を引き起こし、面接で話すことが苦しくなっていたのではないかと思われる。

　第2期の始めに、Aさんは、自分が便秘気味であることを打ち明け、「感情を出すこともしていきたい」と、プレイフルに話している。このことはAさんが心理療法の中で、素直に自分の気持ちを出してもいきたいという思いを示

しているだろう。Ａさんにとって、怒りや嫉妬といった他者に対する否定的な感情が湧いてきた時に、そうした感情を出すことが周囲にとって不快なことであることは知的には理解していたようだ。現実にはアルバイトでどこまで素の自分を出していいのか困惑し、自分の要求が通らない時に駄々をこねる子どもの自分を出さないように振る舞ってきたのだろうと思われる。また、面接当初から女性の店長に嫌われたくないと告げており、自分の感情を出すことで治療者に嫌われるのではないかという不安もあったと考えられる。心理療法を通じて、Ａさんは感情を出しても自分の中核的なところが脅かされないことを少しずつ感じていったようだ。

　同時に、Ａさんは自分の中にある嫉妬と攻撃性を知るにつれて、攻撃性をなくせばよいといった自分の中の攻撃性をないことにしたい、今この苦痛からすぐに逃れたいと訴えてきた。治療者は、そうした攻撃的な気持ちを受け止めてもらっていないのではないかという関係性の問題として取り上げた。それに対して、Ａさんは「自分を変えたい、だけど自分らしさというものもある」「変えなくていい自分もいるし、変化していく自分は変わっていく、両方あっていい」と答えた。こうしたやりとりから変わることへの抵抗だけでなく、Ａさんには心理療法で自分の思いを言葉にして受け取ってもらい、自分の中で考えていくゆとりをもてるようになってきたのかもしれない。ただ、嫉妬や攻撃性については、Ａさんがどのような体験をしているのかについては分からないことも多く、引き続きこの心理療法で取り扱っていくべきテーマだろう。

　こうした「感情を出す、出さない」といった葛藤の背景には親との分離不安があることが考えられる。心理療法の始めの頃から親からの自立が見え隠れしていたが、自分の方から親と離れることの怖さがあるのだろう。面接でも治療者にどこまで頼ったらよいのだろうか、面接でも感情を出し過ぎて治療者に嫌われ見捨てられるのだろうかといった思いがあり、そうしたことが心理療法での遅刻やキャンセルとなって現れてきたのではないだろうか。

　一方で、治療者が面接のスタートに遅れることが続き、治療者の行動化が見られた。治療者はこの時には自覚していなかったが、Ａさんの繰り返される遅刻等によって、時間通りに来るのだろうかという心配があったり、また遅れるかもしれないといった諦めがあったり、苛立ちを感じていたりしたことが、

治療者の行動化につながったと思われる。Aさんは治療者の行動化に対して、怒りを間接的に伝えてきたが、それは激しいものではなく、キャンセルをして治療者と距離を置こうとしてきた。感情を出せないAさんを治療者は分かろうとしながらも、治療者はAさんに同一化して治療者自身も自分の感情を感じることが難しくなっていたのかもしれない。

Case 1　ケースの見方
自己感の揺らぎを訴える A さん

林　直樹

　本章で取り上げられたケース A さんは、自己イメージや同一性が不安定であることに悩む女性である。この悩みは、思春期、青年期のクライエントにごく一般的である。そしてこの悩みを通り抜けると、クライエントが見違えるようにたくましくなることはしばしば観察される。この悩みは、重要な発達課題と重なっており、A さんの治療では、この悩みへの取り組みが着実に進められていると見ることができる。この症例の治療開始時期のケース・フォーミュレーションを表 3-1 に示す。

　治療では、開始当初から、治療者との関わりを求める気持ちと関わることへの怖さとのアンビバレンスが語られている。そこでは、「自分が大切にされていないともういいやと思って（投げ出して）しまう」という対人関係のパターンが明らかになる。他方、考えたり不安に沈みこんだりすることを避けるため、忙しくアルバイトなどをしているという行動を取って、その問題への取り組みを避けていることが語られる。しかし、開始後 5 ヵ月ほどすると、感情を表出したり、自分のことを考え直したりする動きが徐々に見られるようになる。

　開始後 9 ヵ月になると、彼女の治療意欲が低下する時期を迎える。A さんは、「自分は今調整段階にある、自分を変えたい欲求と自分（の個性）を保ちたい願望との矛盾がある」などとしっかりと説明することができている。その時期には、交際相手との別離を体験しており、現実生活の中でも困難に遭遇していることが窺われる。

　開始後 1 年 2 ヵ月になると A さんは自分を変えたいという欲求を訴えるのだが、実際には自分の「子ども」の部分を出さないようにして「大人」の部分だけを見せてきたことが語られる。彼女は、悪い自己イメージの改善を自覚しつつも、まだ治療関係でも子どもの部分を出せないでいる

表3-1 Aさんのケース・フォーミュレーション

評価領域	内容・説明
0.主訴、精神症状、精神機能（現症）、現病歴	・「自分がどうなってゆくか不安」「不安の対応ができるようになりたい」と訴える。生活では、専門学校への通学ができない、物事に興味が持てない、人の輪に入れず孤立しがちであるといった状態が続いている。
1.先天的（遺伝的）要因・身体的要因	・報告されていない。
2.生育歴（発達歴の問題など）	・保育園で保育士から離れないといった愛着の問題があった。 ・高校で休みがちとなり1年留年している。
3.認知・感情・行動・対人関係	・アルバイトで責任を担おうとする。孤立しがちであるが、異性の交際相手を作ることはできる。
4.自己イメージ・自己評価、同一性（長所・強みも含む）	・アイデンティティ（同一性）の問題。
5.生活状況、および生活上の障害を生じている環境要因	・家庭では一人でいさせてもらえない。自らも忙しくして考える暇を持たないようにしている。母は何でもやってくれる（子ども扱いをしている）。 ・母から離れるための心の準備はできていない。
6.病気、治療についての考え方、治療関係（面接者との関係）	・問題は自覚しているが、治療や回復のイメージは持てないでいる。

ことにもどかしさを覚えているようだ。

　その折も折、治療者がうっかりAさんを面接室に呼ぶことを忘れるという出来事があった。それはもちろん彼女の自尊心を傷つけることであるが、彼女はそれに対してしっかりと自らの感じた落胆を語ることができた。このようなエピソードに見られるように、Aさんは、自分の思いを表出し、相手の反応を確認するという対人関係の実験場として治療を利用できているように思われる（表3-2）。

　Aさんは、高校時代から対人関係を回避しひきこもるという方策を選

表 3-2　Aさんの心理療法における治療関係の推移

	クライエント	治療者
治療についての思いのベクトル（時に現実的）	②治療者から受ける治療についての思いのベクトル ・初期：キャンセル多いが切れずに通ってくる。 ・「自分で調整している」と自律を強調するが、その反面で「助けてもらっている」と述べる。	①クライエントへの治療についての思いのベクトル ・Aさんの「自分がどうなるか分からない不安」や将来像が描けない不安をテーマとして捉えようとする。
相手についてのベクトル（主に無意識・ファンタジー）	③上記以外の治療者への思いのベクトル（広義の転移） ・「心理療法で何をするのだろう」という疑問を呈する。 ・「一人の方がよい」と述べる。 ・「（軽視された結果となったことについて）ぐちゃぐちゃしてる（と感じた）」	④上記以外のクライエントから受ける思いのベクトル（広義の逆転移） ・挑戦的、強がっていると感じる。 ・遅刻、キャンセルに対して心配、いら立ち、諦めを感じている。 ・治療者も感情を出せなくなっている自分に気がつく。

択してきたが、専門学校に進学してから「決まった時間・曜日に通うことが必要」ということで社会との関わりを開始した。そのような彼女が治療者に述べた「自分らしさを大事にしたい」という気持ちは、十分に尊重されるべきものである。彼女の自分がどう見られるか、どう扱われるかについての強い不安は、自己愛が傷つけられることへの恐れから生じている。彼女がその恐れを乗り越えて社会との関わりを始めるためには、相当の勇気が必要であったはずだ。

　Aさんは、自己愛の傷つきを回避するため、「大人」の自分を出して自分の「子ども」の部分を抑えるということを行っていた。治療でも、相手（治療者）に合わせようとするが、不満を抱くと面接を休むという「大人」の対応を見せていた。この治療での治療者は、気持ちを共有すること、言

語化されていない態度の背後にある気持ちを受け止めることを目指していた。この関わりの中でAさんは、実際の生活でどのように「素の自分」を出せばよいのかと悩むのと並行して、治療でも自分の感情を徐々に表出するようになる。そこでのAさんは、治療を自分の感情を率直に出すことができるかどうかをチェックする場として利用し始めたように見える。同時に彼女の自律と依存の認識にも変化が生じた。彼女は当初、他者と関わりを「自分で調整している」と強調していたが、後に他者から「助けてもらいたい」とも述べるようになる。そこからは、関係をさまざまな方向から捉えることができる認識の幅が広がっていった。

　このようなAさんの態度の変化は、治療者の困惑を生じさせるものだったのかもしれない。しかし治療を彼女のさまざまな関わり方の実験場として利用しようとしているのであれば、それは、治療者の苦労が十分報われつつあることだと考えてよいだろう。

自己 (セルフ) の発達と心理療法の理解
——スターンの発達論の視点から

林　直樹

はじめに —— 自己（セルフ）の視点

　クライエントを人間として全体的に捉えようとする自己（セルフ）の概念は、多くの心理療法における基本的な視点の一つである。コフートの自己心理学やホーナイの自己分析など、名称に自己の語が含まれている心理療法があることがそれを物語る。反面、それらでは、自己の定義が十分共有されていないことから、さまざまな見方が含まれていると考えなければならない。しかしそこには、人間を全体として把握しようとするという姿勢が共通である。それゆえそれは、人間の精神の構造をそのさまざまな要素に分けて分析しようとする立場の対極にあるものといえる。

　人間の精神の要素を別々に取り上げる立場の代表格は、精神分析である。しかしそこでも自己の概念を扱わないわけにはいかないので、フロイトは、自我の語をしばしば自己の意味で用いていたと言われている[1]。その衣鉢を継いで精神分析の学派の多くは、自己を狭く捉えている。ハートマンは、自我と自己とを区別したが、あくまでも自己を（全体でなく）一個の審級として扱っていた。カーンバーグ[2]も自己を自己表象や他者表象、それに付随する認知や感情のさまざまなパターンを包括するもの、つまり自我の一部として捉えていた。

　人間の全体を捉えようとする自己の概念では、自己の境界はどのように定めるのか、その人のどの属性までを自己に含めるのか、が十分明確にされていない。例えば、ユングの分析心理学では、自己を意識と無意識の両方を含む精神全体、そしてさらに、文化的に共有される集合無意識までをも含む全体の中心であるとされている[3]。また、コフートは[4]、自己を観察可能な心的内容の全体であり、精神分析のいう無意識をも含むものと定義している。同様にロジャーズ[5]は、自らが存在し機能していることの意識によって捉えられるものが自己であ

るという。

　本節において筆者は、心理療法的な自己の視点を振り返り、次いでさまざまな自己感から自己の形成過程を記述したスターンの発達論[6]を概観し、そこからさらに、心理療法における自己の概念の意味について若干の考察を加えることにしたい。

I. 自己（セルフ）と心理療法

　ここでは、心理療法における伝統的な自己の捉え方を概観しよう。

a. 自己概念の発展

　自己の体験の基礎は、自己感覚や自己意識に求めることができる。それは、自己の体験の裏付けとなる統合性、一貫性の感覚がそれらから導かれ、自己概念の形成が進められると考えられるからである。ここでは特に、自己概念の一部である自尊心や自己評価が高く保たれていることがその人の行動や意識を方向付け、自己概念の発展を促進するための重要な要因となることが指摘されるべきである。

　内省（自己反省）とは、自分自身の内面を観察することであり、自己概念の形成のための基本的な作業の一つである。精神分析各学派を始めとする多くの心理療法では、クライエントが内省を深めることも重要な治療機序だと考える。先に指摘した自尊心や自己評価は、心理療法の進展とも深い関わりがある。それらが高く維持されているなら、心理療法の効果が得られる公算が大きくなるし、心理療法によってそれらの向上が実現するなら、クライエントの心理療法に取り組む意欲は高められることになる。

b. 社会・他者との関わりと自己の視点

　自己の体験の基盤は、他者に対する自分という次元、すなわち対人関係もしくは社会的関わりにも求めなくてはならない。このような自己の側面は、対人関係や社会的要因を重視する新フロイト派やアドラーの個人心理学で重視されている。新フロイト派のサリバン[8]は、自己を発達過程で取り入れられた他者からの評価の総体である構造体「自己組織（self-system）」であり、対人関係の

中で変化するものと考えている。またアドラーは、社会的な自己のあり方に重点をおいて治療論を展開していると評されている。[7]

c. 同一性（アイデンティティ）の確立

　対人関係や社会的関わりは、自己概念の重要な発展契機である。エリクソン[9]によって青年期の課題とされた同一性の獲得では、自己概念の発展を基礎として、社会の中の自己の位置付けや人生の目標の設定、さらに現実に社会的役割を担うことが必要になる。心理療法では、現実の出来事に対するクライエントの反応や他者との関わり方などを総合してクライエントの自己のあり方を捉え、それを支えることによって同一性の確立・確認が目指される。

II. スターンの自己の発達論

　次にスターンの発達論に目を向けてみよう。彼は、乳児の自己感（the sense of self）を鍵概念[6]として、言語による理解に頼っていた従来の見方を超えて、乳児は従来考えられていたよりも早期から種々の能力を発揮して自律的な活動を展開していることを明らかにした。その観察の中で見出されたのが次の四つの自己感である。

(1) 新生自己感（the sense of an emergent self）

　出生時からの2ヵ月間、乳児はあらゆる知覚様式を通じ合わせつつ無様式知覚（amodal perception）の能力によって（特定の知覚様式に囚われずに）外界の出来事を活発に取り入れ、それらのネットワークを形成する。この状態の自己感が新生自己感である。

(2) 中核自己感（the sense of a core self）

　中核自己感とは、生後2～6ヵ月に出現する一貫した単一の自己の感覚である。ここでは、他者との交流が活発に展開される中で、自己感と他者感の分離が徐々に観察されるようになる。ここで起きているのは、自己の発動性、一貫性、情動性、歴史性が普遍的要素として確認され、統合される過程である。この時期に見られる母子の行動が交じり合う現象の中で体験される自己感は、「他者と共にある中核自己感」と呼ばれている。

（3）主観的自己感（the sense of a subjective self）

　生後7〜9ヵ月、乳児は自分の行動の背後にある精神活動（感情、動機、意図など）を知り、他者にも心があること、そして、他者との間で内的主観的体験が共有できることを学ぶ。ここで生じているのが主観的自己感である。これは、母子の間で言語の介在なしに意図・情動の共有が行われている。これは、2人の人間の間に直接的に生じる間主観的関わりとして位置づけられる。ここで大きな役割を果たしているのは、情動調律（affect attunement）である。これは、身体的表現や言葉の強調に見られる母親の乳児への反応や母子の非言語的な生気感情（食欲や緊張などの非カテゴリー性の生気感情〈vitality affect〉に由来する情動）の直接的伝達によって担われている交流である。ここでは、他者と「共にあること」「感情の共有」が体験されている。

（4）言語自己感（the sense of a verbal self）

　生後2年目には、言語の発達に伴って乳児が自己を客観視すること、象徴を用いること、願望を抱くことなどの能力を獲得するようになる。ここで見られるのが言語自己感である。この能力によって乳児は、他者との間で意味を共有、伝達できるようになり、言語的に「他者と共にあること」が可能になる。ここからさらに他者や状況を考慮した物語（ナラティブ）による自己把握（ナラティブ自己感）が発展してゆく（図3-1）。

　スターンの発達論では、自己感とは乳児の自己の発達のオーガナイザーであ

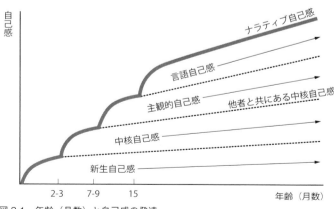

図 3-1　年齢（月数）と自己感の発達

り、これらの四つの自己感はそれぞれ月齢を追って順次出現してくるが、後の
発達時期においても互いに刺激しあって自己に作用し、その発展を支えるもの
とされる。

　彼の発達論は、自己感という語が前面に出ていることから、自己の側に立脚
する議論のようにみえるかもしれないが、実際には、言語と感情・感覚を含む
さまざまな自他の関わりの記述に重点が置かれている。例えば彼は、発達早期
に優勢であった自己と他者の未分化状態が後の発達段階においても通常の発達
プロセスの構成要素であることを繰り返し指摘している。

III. スターンの自己の視点と心理療法

　先に論じたように内省（自己反省）によって自分を知ることや自己概念の変
化・発展といった過程は、心理療法の手掛かりとして、そしてその指標として
重視されてきた。スターンの発達論は、このような治療過程の理解を深めるも
のと考えられている。次にはこのスターンの発達論をもとに従来の自己につい
ての議論を検討してみよう。

(1) ジェンドリンの体験過程について

　心理療法では、体験や感情が自己内部で意識され、言語的に組み入れられて
ゆく過程が重視される。ロジャーズ派の理論家であるジェンドリンは、この過[10]
程に着目して言語化される以前の直接的に感じる段階の体験を体験過程
（experiencing）と呼び、この体験過程の概念から出発して自己感覚およびその
変化を体験し、さらにそれを意識的に確認することによって治療の進展が達成
されると論じている。このような体験過程の記述は、スターンの主観的自己感
から言語的自己感の動きの記述と見事に一致している。

(2) 共感の基盤にある感情共有

　スターンの発達論は、情動調律などの自他未分化の原初的な関わり方の様式
を明らかにした。そしてそのような自他混交状態の中で、他者が体験され、他
者が認識されるようになる。この自他未分明の原初的状態は、自己認識、他者
認識の成立に不可欠であるといえる。

　この自他未分化の体験は、自他認識を進める基本的過程であり、人間の共感

を成立させる基盤であると考えられる。コフート[4]は、共感を代理的内省（vicarious introspection）だという。ロジャーズ[11]によれば、共感的理解とは、クライエントの内的枠組（internal frame of reference）を把握して、あたかもその人のようにクライエントの内的世界を治療者自身が感じることのできる状態を指す。共感は、客観的事実の把握、クライエントによる内省の報告などから得られる情報を総合して進められる感情的認知的作業によって得られるものであり、現在ではその治療機序、治癒機序としての意義についての議論はごく多く積み重ねられてきている。

　しかし筆者は、この共感についての議論の現状について一種の物足りなさを感じている。それは、治療者の側の体験として措定されている共感に議論が限定されているように感じられるからである。心理療法の実際では、治療者の共感に相当する他者や状況を感じ取る共感の体験は、クライエントの側にも当然生じており、そこに治癒機序として大きな意義があるはずである。筆者は、クライエントに生じているこのような体験を、スターンの発達論に倣って、情動調律の中で他者を感じるという他者理解を深める過程を出発点として議論していくことができると考えている。

(3) 物語論的理解（ナラティブ）について

　人間は、状況の中で自己の物語（ナラティブ）を作り、自己と他者の理解を進めてゆく。同一性もそのようなナラティブの一つである。物語論的治療では、クライエントの物語こそクライエントの理解を深め、治療を進めるための基本的な手掛かりとされる[12]。同時にそれは、他者から理解されるための導きの糸として、他者との相互理解を促すことになる。物語論的治療では、さらにその自己理解が他の物語との交流の中で発展、変化してゆくことが期待されている。それは、スターンのナラティブ自己感がその後の発展を導くという理解と一致している。そのナラティブの発展は、自己概念を一貫性のある豊かなものにして、それが同一性の確立の歩みとなるのである。

(4) 自己実現

　自己実現は、自己の発展の集大成と見ることができる。自己実現とは、ユングによれば、自己をより高次の統合へと導く自己のはたらきに従うことである[3]。これは、自己の自律的な発展への動きを援助することこそが治療だという考え

方である。ホーナイ[13]も同様に、全ての人間に備わる、各個人独自の成長と完成をめざす根源的な力を真の自己（real self）と呼び、治療とは真の自己の発展を援助することであると考えた。このような見方は、治療者の願望の勝った、それこそ一つのナラティブにすぎないのかもしれないが、そこに顕れる治療者の姿勢は、間主観的に作用して確実にクライエントを勇気づけるだろう。

おわりに

本レクチャーでは、スターンの自己の発達論を参照枠としながら、心理療法的における自己の概念の役割を概観してきた。自己の概念には、自己がその統合性・一貫性を保持する運動を見せつつ、絶えず形を変えて発展するものだという想定がある。そのような自己の性質を今一度心理療法の理解に応用することは、その進展の理解を深める契機となるだろう。それはまた、実際の症例の検討において、心理療法における働きかけがクライアントをどのように左右するかを、自己のさまざまな動きや変化に着目しながら検討することに役立てることもできる。

心理療法における自己の視点は、理論を超えて広く適用することができる。それゆえそれは、さまざまな学派の治療技法の応用可能性を検討し、それを組み合わせ、統合する試みにおいて、一つの拠りどころとなる可能性がある。

文献

1) Hartmann, H. (1958) *Ego psychology and the problem of adaptation*. New York: International Universities Press.

2) Kernberg, O. F. (1975) *Borderline conditions and pathological narcissism*. New York: Jason Aronson.

3) 河合隼雄（1967）『ユング心理学入門』培風館

4) Kohut, H. (1959) Introspection, empathy, and psychoanalysis. *J Amer Psychoanal Assoc*. 7: 459-483.

5) Rogers, C. R. (1959) A Theory of Therapy, Personality, and Interpersonal Relationships: As Developed in the Client-Centered Framework. In: *Psychology: A Study of a Science Formulations of the Person and the Social Context*, edited by Koch S. McGraw Hill, pp.

184-256.〔伊東博訳編 (1967)『ロージァズ全集 8 パースナリティ理論』岩崎学術出版社に所収〕

6) Stern, D. N. (1985) *The Interpersonal World of the Infant: A View from Psychoanalysis and Developmental Psychology*. New York: Basic Books.〔小此木啓吾、丸田俊彦監訳 (1989) (1991)『乳児の対人世界 理論編・臨床編』岩崎学術出版社〕

7) Mosak, H. H. and Maniacci, M. P. (1999) *A Primer of Adlerian psychology: The analytic-behavioral-cognitive psychology of Alfred Adler*. New York: Brunner-Routledge.〔坂本玲子、キャラカー京子訳 (2006)『現代に生きるアドラー心理学——分析的認知行動心理学を学ぶ』一光社〕

8) Sullivan, H. S. (1956) *Clinical studies in psychiatry*. New York: W. W. Norton & Company.〔中井久夫訳 (1983)『精神医学の臨床研究』みすず書房〕

9) Erikson, E. H. (1968) *Identity: Youth and crisis*. New York: W. W. Norton.〔岩瀬庸理訳 (1982)『アイデンティティ改訂——青年と危機』金沢文庫〕

10) Gendlin, E. T. (1961) Experiencing: A variable in the process of therapeutic change. *Amer J Psychother* 15: 233-245.

11) Rogers, C. G. (1957) The necessity and sufficient conditions of therapeutic personality change. *J Consult Psychol* 21: 95-103.〔伊東博編訳 (1966)『ロージァズ全集 4：サイコセラピィの過程』岩崎学術出版社に所収〕

12) 浅野智彦 (2001)『自己への物語論的接近——家族療法から社会学へ』勁草書房

13) Horney, K. (1942) *Self-analysis*. New York: W. W. Norton.〔霜田静志、国分康孝訳 (1961)『自己分析』誠信書房〕

第**4**章

Case 2

トラウマを抱えてさまざまな苦労に
耐えてきたＢさん

山口剛史

①ケースの概要

●Ｂさん　40代後半　女性　無職[1]

　主訴・現病歴：Ｂさんは、母親など周囲の人間関係に振り回され、リストカットや自殺企図がやめられず、希死念慮や離人感などの症状や感情のコントロールができないことに長い間苦しんでいる女性である。

　家族歴：隣の県に母親が一人暮らししており、弟がその近くに住んでいる。母親はもともと感情的な行動に走る傾向があったが、父親が数年前に施設に入所してからその傾向がより顕著になり、何かと用を言いつけてＢさんを呼び出すことが増えていて、援助のため訪問してきたＢさんに罵声を浴びせるようなことが頻繁にある。近所に住んでいる弟に頼めばよいようなこともわざわざＢさんが呼ばれる。弟は昔から借金を抱えてトラブルになることが多く、母親やＢさんが代わりにその対応をすることもしばしばであった。

　生育歴・既往歴：会社員だった父親はギャンブルの問題があり、家のことにまったく関心がない人で、母親は常に余裕がない状態だった。子どもの頃から弟と比べて褒められることがなく、自己肯定感が持てなかった。就労しても人間関係に苦しみ、さまざまな身体症状が出るため、しばらく就労できていない。さらに思春期の頃に男性から性的なトラウマを受けた体験があり、男性に対しての恐怖心が強い。10代から精神科の受診をしていて、入院歴が3回ほどある。

1　Ｂさんからは、本書に掲載する承諾を得ている。しかしここでの記述では、プライバシー保護のため、本人が同定されるのを防ぐための十分な変更がなされている。

54

その時期に彼女は境界性パーソナリティ障害（Borderline Personality Disorder：BPD）と診断された。

②治療設定

私設相談室でのカウンセリングで料金は親戚の援助によって賄われている。週一回のペースで継続するが、第4期からはオンライン・カウンセリングなど来室以外での形式も含めて月に1回のペース。カウンセリング以外では、精神科への通院と身体症状の治療として内科・整形外科への通院を継続している。

③治療初期の把握

幼少期からの愛着形成に問題があり、情緒や対人関係においての不安定さが目立ち、自己主張ができないことがリストカットや自殺企図を常習化させたり身体症状を生じさせたりしていると推察された。また、思春期の性被害体験がトラウマとなり、その後の男性との人間関係や女性性の獲得に大きな支障となっている。人に対して自己主張できず過剰適応な傾向が目立つが、治療についての動機が高かったためホームワークを多く設定していくこととし、短期的には目の前で生じている情緒の不安定さへの対処として、マインドフルネスのワークなどを取り入れていくことにした。Bさん自身は精神障害を持つ人として長く生きており、自分自身の自己実現を考えられたことがないようなので、長期的な目標としては、トラウマ体験の克服を経て、カウンセリングでの安全な治療関係を通して自己肯定感を養い、自己実現のためにどのような生き方が望ましいか検討していくこととした。

④心理療法の経過

第Ⅰ期　治療関係の構築とトラウマについてのアセスメント（開始〜2ヵ月間）

初回面接では「母親には何かと呼びつけられていたが、ここ数ヵ月は親戚から距離を取るように言われて実家に行くことを止めている」「母親から解放されたいと思っているが、自分も母親のことを優先して自分がつらくてもやってしまう」「思春期の頃、露出狂の男性に遭遇したことがあり、男性から近づかれることへの恐怖が今でも強い」「よく希死念慮に襲われ、リストカットもこ

こ数ヵ月はひどくなっている」と、大変な状況を慣れた様子で次々と話す。その他、家族歴・通院歴などを話したが、背景の詳細な聞き取りは急がず、話したい内容やそれぞれの状況での感情を丁寧に聞くことに専念しながら、Ｂさんについて見立てた内容と目標を共有した。治療者が男性であることの影響も尋ねたが問題ないとのこと。初期の面接では「自分は境界例だから主治医にも気をつかってしまう。見捨てられ不安が強い」「ストレスが胃腸に影響してしまい、すぐ下痢になったり激しい腹痛に襲われたりしてしまう」「昔から母親は弟のことは褒めても自分は褒めなかった」と語る。幼少期から承認されない体験が重なっていて、相手の顔色を伺う傾向が強く、自己主張ができずに身体化するパターンが感じられ、〈今の症状が出るだけの理由がクライエントの背景にはあると思う〉とＢさんの置かれてきた環境から生じる今の心境を肯定する関わりを心がけた。

　感情の起伏の激しさやネガティブな思考へ囚われた状態への対処法として、マインドフルネス呼吸法などをレクチャーし、日々実践してもらうようお願いしたところ、毎日まじめに取り組んでいた。「最近はリストカットがだいぶ少なくなった」と変化が報告されるが、「過去のことを話してから胸の苦しさやドキドキがあって、露出狂の時の反応に似ている」「男性医師に聴診器を当てられて、その後に激しく動揺して幻聴が聞こえたことがあった」と過去の体験に触れることで、トラウマ反応が生じているようだったので、〈思春期の体験や他の傷つき体験を無理に話すと悪化することもあるので、焦らなくてもいい。ゆっくり扱えるといい〉などトラウマについての心理教育を行った。「障害者への支援活動で一緒に活動している御近所の年上の男性Ｃさんから強引にお茶に誘われて恐る恐る行ったら、身を乗り出してきたりして距離が近くて、怖くて嫌だったけどそれは言えなかった。その後、音とか過敏になってリストカットもまたひどくなって悲しかった」「露出狂に遭遇した時は連れていかれそうになり、殺されるって思った。その時のことが問題の一つと分かってカウンセリングで話そうと思った」と、Ｂさんの中で過去の体験を扱う準備ができてきている印象を受け、その勇気を尊重した。

　単にトラウマ体験に向き合うことだけではなく、不安から避けていた仲間との旅行に参加するなど、他の面でも逃げずに行動してみてよかったと感じられ

ることが増えていた。過去のつらい体験を共有したり、望ましい変化を一緒に喜んだりする中で、Bさんのカウンセリングでの安心感は増していった。

第2期　家族関係・生活歴やトラウマの整理、リストカットへのアプローチ（開始後3ヵ月〜4ヵ月間）

　「希死念慮を感じずにいられる日がカウンセリングに来るようになって少しずつ出てきた」と話し、不安定な面はあるものの、良い状態の時期が少しずつ増えていた。「今まで"襲われたらどうしよう"と怖くて避けていた女性らしい服を買って、着てみたけど平気だった。思春期の頃に母親から他の友達と同じくらいの女性らしい格好をしただけで、不良のような扱いをされて怒られた」と家族の影響もよく話題に出てきていた。淡々と話しているようで、実は泣くのをこらえていることが分かり、〈ここでは遠慮なく泣いてほしい〉と感情が表現されることの大切さを伝えた。そのような中で、「この前"もう家族と縁を切った"と晴々と話す知り合いの女性がいて、うらやましく思った。自分らしく生きてみたいって思う」と自分の意思を尊重しようとする発言もみられた。

　家族歴や生育歴を共有する中で、両親や弟の自己中心的で非道徳的な言動を見て育ったことで、「自分はそうなりたくない、家の中で自分だけは真っ白でいたい」と感じていると話すので、〈Bさんが自分の気持ちを大事にしたとしても家族の言動のような黒にはならない。ちょうどいいグレーゾーンはあると思う〉と伝えた。その後は「リストカットは無理に零（ゼロ）にしなくてもいいって治療者に言われて、リストカットをダメなことって思わないようにしたら、切りたくなっても"まだ切らなくてもいいかな"と思い直すことができた」など、問題行動のパターンが変わりつつあった。

　以前、働いていた時は、職場で嫌がらせをされたことがあり、再び働くことで同じ体験を繰り返すことが恐怖だったが、「そんな自分を変えたい」と話していた。断りにくかったことを断れてよかったと感じられたことを通じて、「過去の嫌なことにも区切りを付けて今のことを見られたら変われるのかもしれない。仕事も同じで、働けるのかも」と思えるようになっていき、「よく行くカフェがあって、そこに行くとホッとする。働けるならこういうところで働いてみたい」とBさん自身の欲求が語られるようになった。過去のつらいエ

ピソードを語るとその面接後にフラッシュバックが生じることが多かったが、自分でそれをノートに書いてスッキリするなど、少しずつ自分でも対処できるようになっていった。前向きな変化がみられつつも、不安定さもまだ強く、懇意にしていた支援団体の会長がBさんより他者を優先した出来事があり、「自分の大変さに気付いてくれない」と自殺未遂を図ることも生じていた。

第3期　トラウマの克服、自分の欲求への気付きと表現（開始後4ヵ月～5ヵ月間）

　Bさんはある面接で、自発的にカフェのバイトに申し込みをして、採用の連絡がきたと嬉しそうに話した。Cさんとはその後はお茶をするなど仲良くしていて、Bさんに好意があるらしいとのこと。Bさんは「"付き合うつもりはないから今のままがいい"とハッキリ言えた」と話し、以前の男性に対する無力な感覚が変化しているようだった。「昔から男性に対して必要以上に警戒している。付き合った人と性交ができなくて自殺企図が強くなり入院になってしまった」と男性とのトラウマから生じる影響について話す中で、〈過去のことがなければ恋愛したい？〉とBさんの中の欲求を聞くと、「できるものならしてみたい。でも今までも努力したけどうまくいかなかった」と涙を流し、「自分もCさんのことをグルグル考えていて好きだと分かった」と自分の気持ちを語った。バイトの話が進む中で「気持ちが揺れて解離っぽい症状が出て、今は恋ができないと思った」と話し、〈まずは自分が安心していられるのが優先かも〉と伝え、まずはバイトが安定することを優先することとした。人間関係では強いストレスがかかって調子を崩して無気力になることがあったが、「"とりあえずやりやすいものからやろう"って動き始めることができた」と自分の考えや気分に巻き込まれないで目の前の現実と関われるマインドフルネスの効果も少しずつみられていた。バイトでは慣れるまで緊張が強かったが、自宅で練習するなどの努力を通して、周囲の人から褒められるようになり、体の不調が強く出ることはあったが楽しいと感じられるようになったと述べていた。

第4期　「死」と向き合うこと（開始後6ヵ月～1年2ヵ月間）

　その後、Bさんから、急性腎不全と診断されて入院になったので、予約を全

てキャンセルしたいとの連絡が入る。死の危険もある深刻な状態とのことで動揺が大きい様子だったが、来室の面接ができないので緊急措置としてメールでの簡単な相談は無料で受けることとした。「今までの"死にたい"気持ちで死を見つめるのと、腎不全で"生きられるかなぁ"と思いながら死を見つめるのは、全然違うことを知った」とのコメントがメールで届く。メールをする中でインターネットを使ったオンラインでの面接の提案をしたところ、入院先の主治医の賛同もあり、実施が可能となった。「今までは"死にたい"って思っていたのは楽になるために逃げる手段だったけど、こうなると逃げられない。母親や弟は急に協力的になってくれているが、支えてくれる人はいても一人で頑張っていかなきゃいけない。"知らない世界に放り出された"って感覚」と語り、周りの人とは共有できない孤独感を感じた。

　次第に「治療は大変だけど、今の自分に何が必要かって考えて、"生きたい"って自分で思って選択したからこの治療が必要だって考えられて、精神的な不安定も収まった」と落ち着きを取り戻し、以前の不安定なBさんからの変化を感じて〈自分に軸ができている印象。Bさんが"自分のために"って思えたタイミングでの入院だからできている〉と伝えた。

　また、「自分が選択して生きるってことをしないと今を一生懸命に生きられない。この歳までこのことに気付けなかったのは"あ〜あ"って残念に思うけど、このまま気付かないこともあったかもしれないから良かった」と、置かれている状況を受け入れつつある様子だった。「入院中の同じ部屋の人はしょっちゅう家族が見舞いに来ているが、自分にはたまにしか来ないので、ものすごい孤独感だった。でも一時退院の時に、支援団体のメンバーが集まってみんなでカレーを作って食べたり、一人でさみしいって言ったらCさんが一緒に夕飯を食べてくれたり、すごく家族っぽい感じがした」といつもは見えないけれど自分のことを考えている人の存在を感じられた様子だった。

　また、他の人間関係として「入院してからの腎不全の主治医は男性だし厳しいことも言われたから、しばらく怖く感じて緊張していたけど、思っている不満を思い切って言ったらちゃんと謝ってくれて、これからも関係を続けられそう」「前だったら何も言えずにリストカットをしていたと思う」と関係を切らないで継続できる感覚を持っているようだった。治療者は病気を受け入れるこ

とが難しい状況にありながら、前向きな成長を見せるBさんに対して、尊敬と共に人間の強さを感じていて、Bさんにもそれを伝えることが多かった。退院後のBさんは生きている今を大切にすると決めて、疎遠になっていた人に連絡を取ったり、Cさんと一緒に過ごす時間を多くとったり、ジョギングを始めたりしていた。過去のことを思い出してリストカットをしそうになることはあったが、腕にカッターを当ててちょっとだけ傷つけただけで止めたと、リストカットのコントロールもできているようだった。しかし、身体疾患の改善は見られず思わしくない検査結果を見て「嫌な病気になったな」「まだ自分らしく生きられないんだな」とやりきれない気持ちを訴えた。治療者としてもBさんの努力が報われないという理不尽さを感じてそれを彼女に伝えた。一方で、そういった環境だからこそ見える周囲の人間関係の温かさもあり、「支援団体のメンバーが自分のことを心配していろいろしてくれる」と語り、〈もともとBさんのBさんらしさがあって周囲の人はそれがあるから関わってくれているんだと思う〉と話した。治療者には、Bさんが以前の孤独感で死にたくなっていた時と違って、つらい時に周囲の温かさを感じられるようになっていることが救いのように感じられた。

⑤考察

　BPDやトラウマの問題を抱えながら長く生きてきたBさんだが、自分自身の欲求を大事にして自己実現を促していくことが大きな治療動機となり、治療が展開していったと思われる。その自己実現を阻んでいたトラウマの問題に対して、カウンセリングの中で避けるのではなく立ち向かう勇気を持てるようになったことで、Bさん自身が自ら新しい行動を積極的にすることができ、自分らしさを獲得していくことができたと考えられる。また、長く抱えていた希死念慮は簡単に改善することは難しかったが、皮肉にも腎不全という形で「死」に向き合うこととなり、Bさんにとってはそれが「生きる」ということの意味を大きく変える体験となった。

Case 2　ケースの見方

トラウマを抱えてさまざまな苦労に耐えてきたＢさん

林　直樹

　本書の第2症例であるＢさんは、発達期の非承認的環境や思春期の性的外傷を体験した女性である。20歳頃に自殺企図などによる複数回の精神科入院歴がある。母親との関係や外傷体験が日常の生活や精神状態に強い影響を及ぼしている。そのケース・フォーミュレーションを表4-1に示す。

　このケースは、若い時期に自殺未遂を繰り返して低い適応レベルにあったことからBPDと評価される状態にあった。行動・感情の不安定さは、程度を減じながらも持続している。治療者は、長期にわたって自己評価を傷つけられてきたクライエントに対して、カウンセリングによって安全感を育てて、自己肯定感を強めトラウマ体験の克服を促すことを目指した。治療者はまず、トラウマについての心理教育を行い、マインドフルネス呼吸法を教えて、そのトレーニングを宿題にすることにした。開始後3ヵ月以降になると女性らしい衣服を纏う、就労の希望を語るようになるといった変化が見られた。開始後4ヵ月からアルバイトを開始した。これは、彼女自身がまず手掛ける課題として選び取ったものである。面接でも徐々に緊張が低下してゆくことが観察された。しかしこのような前進が見られる経過の中でも、トラウマ体験のフラッシュバックなどの訴えや、周囲の人から認められなかった体験をきっかけとしてリストカットや自殺未遂が発生していた。

　開始後6ヵ月、彼女は重篤な身体疾患に罹患したことが判明した。そして「知らない世界に放り出された」ような感覚を味わい、孤独感に襲われた。さらに、その身体疾患の療養のためにアルバイトは辞めることになり、心理療法を続けることも危うくなった。

　その状況の中でクライエントは、努力しても報われないと嘆くのであるが、同時に周囲の温かさに気付くようになったと報告する。さらに彼女は、

表 4-1　B さんのケース・フォーミュレーション

評価領域	内容・説明
0. 主訴、精神症状、精神機能（現症）、現病歴	・リストカットや自殺企図がやめられないと訴える。希死念慮や離人感、感情コントロールの困難がある。 ・ストレスが強いと身体症状（身体化傾向）が顕れる。現在でも母親に振り回されて、ストレスが生じるので、「母から解放されたい」という思いを抱いている。 ・10 代から精神科治療を受けており、数回の入院歴がある。BPD と診断されていた。
1. 先天的（遺伝的）要因・身体的要因	・報告されていない。
2. 生育歴（発達歴の問題など）	・「自分だけ親から褒められたことがなかった」という。 ・思春期に性被害のトラウマ体験がある。病気になった家族のケアのため長く就労を続けることができなかった。
3. 認知・感情・行動・対人関係	・異性関係に強い不安を抱く。対人関係に敏感で、「顔色をうかがう」のが習慣となっている。自己主張ができずに相手の言いなりになりやすい。
4. 自己イメージ・自己評価、同一性（長所・強みも含む）	・自己肯定感に乏しい。自分を就労を続けられないダメな存在と感じ、自分の希望を実現することを諦めてきた。
5. 生活状況、および生活上の障害を生じている環境要因	・独居生活をしているが、母の言動に振り回されている。就労や異性関係に踏み出せないでいる。
6. 病気、治療についての考え方、治療関係（面接者との関係）	・自分自身の問題を把握し、それに取り組もうとする。

表4-2　Bさんの治療関係の推移

	クライエント	治療者
治療についての思いのベクトル（時に現実的）	②治療者から受ける治療についての思いのベクトル ・問題の解決に努力したい（治療への動機づけが強い。宿題などの課題をしっかりこなす）	①クライエントへの治療についての思いのベクトル ・長期にわたって傷つけられてきた自己肯定感を強めたい。
相手についてのベクトル（主に無意識・ファンタジー）	③上記以外の治療者への思いのベクトル（広義の転移） ・記述なし（治療者の一貫して積極的な姿勢に心意気を感じるところはあるだろう）	④上記以外のクライエントから受ける思いのベクトル（広義の逆転移） ・重篤な身体疾患に罹患したクライエントの援助を何としてでも続けたい。 ・クライエントに対して尊敬と共に人間としての強さを感じる。

それまで棚上げにしていた課題、トラウマに向き合うことを開始した。慢性的な希死念慮を抱いていた彼女には、そこで「生きる」ことへの感覚に変化が生じたようだ。

　治療関係は安定して維持されている。クライエントは、過去の葛藤に取り組むうちに、徐々に自己実現に向けて歩みはじめるようになる。この治療過程では、クライエントの回復への意思と治療者の姿勢が響き合っているようである。治療関係の推移を表4-2に示す。

　この回復の過程では、重篤な身体疾患が発病し、死さえも覚悟しなくてはならない事態を迎えた。これは、外的な事情で自らの歩みを断念させられてきた人生で繰り返されてきたことにここでもまた見舞われたということである。しかし、通常ならば断念するしかない状況で、メールや入院中の病院での面接を設定しようという治療者の対応は、それまでのクライエントの人生の見方を変えるものであったろう。彼女は、その提案に治療者の心意気を感じたに違いない。それは、単なる請負仕事を超えた治療者のプロフェッショナルとしての心得を反映する行動である。プロフェッショ

ンとは、神の前で宣誓する（profess）ことで与えられた使命としての専門
職を示す語である。この治療に見られる治療者の心意気は、その語に相応
しいものである。

　クライエントは、そのような治療者と関わるうちに、より高い視点から
自らを眺め、自らの生きる道筋を見出していく。それに応えるクライエン
トを見て治療者は尊敬の念を抱くと同時に人間としての強さを感じるので
ある。クライエントが、死に直面して生きることに新しい意味を見出す治
療過程に、読者は一幅の見事な絵巻物を見る思いを抱くことだろう。

Lecture 2
虐待の心理療法

林　直樹

はじめに

　生育期に受けた虐待の体験が後にさまざまな問題を引き起こすことはよく知られている。現在では、解離性障害や境界性パーソナリティ障害をはじめ、うつ病や不安障害、物質使用障害、双極性障害や統合失調症といった多数の精神障害や犯罪や自殺未遂などのさまざまな問題行動の発生と生育期の虐待が関連していることが報告されている。

　この虐待は、心理療法において重要なテーマとなる。そこでは、フラッシュバックの苦痛が訴えられたり、その体験のゆえに自分は幸せになることが許されないといった自己概念の歪みが訴えられたりすることがしばしばある。この生育期の虐待に関連することとしては、2018年に発表された世界保健機関の国際疾病分類第11回改訂版（ICD-11）において、それに由来すると考えられている複雑性心的外傷後ストレス障害が正式な病名として収載されたことが注目される。今後、虐待に由来する問題の病態の解明や治療法の開発がいっそう進められ、臨床の場で取り上げられることが増加すると予想される。

　現在では、生育期の虐待への治療として多数のプログラムが発表されており、その効果の検証が進められている[1]。本レクチャーでは、そのようなプログラムの構成要素となっている代表的な介入を紹介することにしたい。

I. ベルの自己治療プログラム

　ベルの著作『自傷行為とつらい感情に悩む人のために[2]』には、治療者による治療と並行して行われる虐待に対する自己治療プログラムが収載されている。そこでは、不快な感情に耐えられるようになること、自分自身と虐待した人（虐待者）を再評価することがその目的であり、その実現のために虐待の記憶・

イメージと対決すること（それに自分を暴露させること）が有用であると説明されている。

　このプログラムの最初の課題は、虐待が起こったことを直視することである。そこでは、虐待者の心境やおかれた状況の把握、その行為の意図を推測し把握することが促される。それは、本来非難されるべき虐待を行った背景として、虐待者が心理的に追い詰められていたこと、精神障害だったことといった特別な事情が想定できるからだとされる。さらに被虐待者に自分がどうしてその体験を周囲の人に語ることができなかったかを考えることが促される。そこには一般に「大人は正しいと考えていた」「話しても周囲の人々に信じてもらえないと思った」などの事情がある。反面、虐待者との関わり方については、虐待者と直接相談するのは避け、治療者との面接において検討するべきだと記されている。ここでは特に、治療の目的が虐待者を批判できるようになることでなく、虐待の体験を自然に受け入れられるようになることであることが強調されている。

　さらに、被虐待者が対人関係において犠牲者になってしまうパターンを克服することが提案される。それは、「あなたの心の中にいる傷ついた子どもをいたわり育てること」である。このようなアプローチの具体例としては、「イメージの描き直し・生活史のロールプレイ」（Weertman & Arntz 2001）と呼ばれる技法を挙げることができる[3]。そこではまず、クライエントの幼少期の記憶を活性化させ、さらにその場面に治療者（もしくは他の信頼できる人）が入り込んで、虐待を止めさせるなどして、苦痛を生じる環境から子ども（被虐待者）を救出することをする。そして次には、子どもにどうして欲しいのかを尋ねて、そこから対応策についての話し合いを進める。そこではさらに、イメージによるスキンシップ（イメージの中で抱くなどすること）が行われることがある[1]。

　その他、フラッシュバックと悪夢に対応するリラクセーション法や呼吸法、睡眠障害への対応法が提案されている。また、さまざまなグループ療法や自助グループに参加することの効用が説かれている。

　この治療プログラムは、「あなたの苦しみは変えられる」というメッセージ

1　これは、被虐待者に慰めや愛情を伝える強力な方法であるが、特に慎重に進める必要がある。これは、クライエントの許可を得てから行われるべきものとされている。

で締めくくられている。そこでは真珠が譬（たと）えとして使われている。真珠は、異物である小石をアコヤ貝が外套膜（がいとうまく）で包み込むことによって作られるものだが、虐待体験も最初は異物であっても、長期間の苦しみと涙の中で美しい真珠に変わっていくということである。

II. 弁証法的行動療法（DBT）

リネハンの開発した弁証法的行動療法（Dialectical Behavior Therapy：DBT）[4]では、生育期の虐待は、マインドフルネス（さらにその発展として困難に耐える〈根本的アクセプタンス radical acceptance〉）技法を基本として、対人関係スキルなどによって対応されるものとされている。

生育期の虐待は、生育歴における非承認（承認してもらえないこと）（invalidation）の体験の中で最も重大なものである。DBTでは、非承認がBPDの主要な病因だと考えられており、そこには、無視されたり、誤解されたりしたこと、自分の体験や大切なものが軽視・否定されたこと、不公平に扱われたこと、信用してもらえなかったことといった体験が含まれる。

DBTマニュアルで非承認への対応が取り上げられているのは、「効果的な対人関係ハンドアウト19、13」[4]においてである。そこでは、非承認の体験に対して次のような確認を繰り返すことが求められる。

・ 自分の反応が承認されうる（valid）ものであるかどうか？　そうであることを信頼できる人と共に確かめたかどうか？　承認されない（invalid）なら、自分でその考えを変えようとしたかどうか？
・ 自分を優しくいたわろうしているか？（自分に慈愛心 compassion を向け、自分の慰撫 self-soothing をしているか？）
・ それが他者による非承認という傷つきの体験になっていないか？　自分の取った行動が承認されうるもの（valid）かどうか？（非承認とされても、自分の反応が承認されうる（valid）ものなら、破局的事態にならないことを確認しているか？）
・ サポートしてくれる人々に対して自分のつらい体験を打ち明けているか？　非承認の体験による傷つき（心的外傷）をしっかり自分が悲しんでいるか？

さらにこのハンドアウトの脚注では、特に強い非承認を生じる（繰り返し・極度の）外傷的体験へのマインドフルネスおよび根本的アクセプタンスによる次のような対応が提案されている。

・自分の行動（思考・感情・行為）に注意を向ける。自分の内的・外的行動を言葉にしてリフレクトする（繰り返し心に映し出す）。自分の深い感情と思考を理解する（感情と状況に対してマインドフルになる）ようになる。

・自分自身を省みて自分の内部の承認されうるものを認める。自分自身に敬意を払い、他者と対等の存在であることを認める。

　さらに、根本的アクセプタンスとして、非承認によって自分を傷つけた人をイメージしながら、微笑んでリラックスする技法（Half-smiling）や手を開いてリラックスして上方に向ける技法（Willing-hands）によってアクセプトする方法が示されている。

　DBT では、このように虐待体験を直視し、その非承認の作用を自らのそれに対する行動を承認されうるものとすることによって打ち消し、なおかつ、それを受容するという過程を進めることが推奨されている。

おわりに

　この節では、二つの代表的な虐待への介入法を紹介した。しかし、いずれの介入でもクライエントの過剰な苦痛を避けるように配慮するべきことが記されている。被虐待者は、周囲の人々の動きにしばしば過敏な反応を見せる。それは彼らの多くに、傷つけられたことに加えて、その後も自分の言ったことを信じてもらえなかったという外傷的体験が重ねられてきたという事情があるからである。このような事態への対応では、紆余曲折をさけることはできないだろう。本章の最後に確認されなければならないのは、その外傷的な体験を自己（同一性）の物語に組み込むのには長期にわたる地道な作業が必要になるということである。

付記：治療者に生じる逆転移への対応

　虐待の治療的対応では、治療者にも強い心理的負担が生じて治療姿勢に問題

を来たすことがある。ここでは、虐待の問題を扱う治療者に生じる逆転移についてのガバード[5]の理解を示す。この治療状況で最も多く問題になるのは、治療者がクライエントを虐待の犠牲者として見て、自らが救済者の役割を担おうとすると、クライエントがそれに反応して依存を強めるという治療関係である。ガバードは、この治療状況においてクライエントと治療者が、4種のキャラクター：「犠牲者（被虐待者）」「虐待者」「万能的救済者」「無関心な母親」のいずれかの役割に入り込むことが多いという。このような逆転移を認識し、それに適切に対応することは、クライエントと治療者が共に虐待の体験に取り組むために不可欠の作業となる。

文献

1) Schnyder, U. and Cloitre, M.（2015）*Evidence Based Treatments for Trauma-Related Psychological Disorders: A Practical Guide for Clinicians.* New York: Springer International Publishing.〔前田正治、大江美佐里監訳（2017）『トラウマ関連疾患心理療法ガイドブック』誠信書房〕

2) Bell, L.（2003）*Managing Intense Emotions and Overcoming Self-Destructive Habits A Self-Help Manual.* London: Routledge.〔井沢功、松岡律訳（2006）『自傷行為とつらい感情に悩む人のために』誠信書房〕

3) Beck, A. T., Freeman, A., Davis, D. D. and Associates.（2004）*Cognitive Therapy of Personality Disorders, 2nd edition.* New York: The Guilford Press.〔井上和臣、友竹正人監訳（2011）『パーソナリティ障害の認知療法　改訂第2版』岩崎学術出版〕

4) Linehan, M. M.（2015）*DBT Skills Training Manual, 2nd Ed.* New York: Guilford Press.

5) Gabbard, G. O. and Wilkinson, S. M.（1994）*Managemnent of Countertransference with Borderline Patients.* Washington, D. C.: American Psychiatric Press.

第5章

後藤かおる

Case 3

対人関係が積もらないと
訴えるCさん

①ケースの概要

● Cさん　20代前半の専門学校生　女性

主訴：Cさんは、カウンセリングの申し込み票に「家族の問題、進級が心配」と書き入れていた。

家族：父母とも50代の会社員の母と同居している。同胞はいない。50代の会社員の父親は別の地方で単身赴任をしている。

生育歴と来室経緯：幼少時より「死にたい思い」がある。小学校中学年より母に勉強を強いられ、壁に頭を打ち付けることがあった。小中高と「学校行事や友人付き合いより勉強を優先」させられ、友人はいなかった。高校より不登校となった。その後、希死念慮が強まり、家庭内暴力や自殺未遂（「思い出したくない」）が見られた。病院でのカウンセリングを始めたが、すぐに中断となっている。フリースクールを経て、専門学校に入学した。その後まもなく、民間のカウンセリング・オフィスに来室した。

②治療設定

民間のカウンセリング・オフィスにて週1回50分のカウンセリング。

③治療初期の把握

第1期の後に記述。

④心理療法の経過

第I期　混戦する対人関係（第I〜I5回面接、期間：6ヵ月）

　Cさんは入室するや、涙をこぼし「母に"学園祭に来るな"と言った」「進級どうしよう」「自分はバカ」とばらばらとまとまらない話をする。治療者は〈いろいろあってつらそう。一緒に整理して考えていこう〉と伝えるが、病態水準の悪さが想像された（第1回面接）。「母親は家事をしない。あいつはバカ」「父親も金と学歴のことばかり。子に無関心」と吐き捨てるように語り、「高校時代は血の色。家で荒れ狂っていた」「本当は分かってくれる人がほしい」と言う。治療者は〈つらい思いをしながら、よくここまでやってきたのでは？〉と伝える。

　Cさんは、「人付き合いで暗いものがどーっと出るとダメ」「SNSでワーッて暗いことばかり書く」「夜一人で泣く」と早口で語り、治療者が何か言おうとしても「うん、平気」とそれをさえぎる。それでも少しずつ見えてきたのは、Cさんが元カレのD君やその他の人たちに愛情希求のメールを送り、相手の反応が悪いと一転して「死ね」などと攻撃的になったり「死にたい」と訴えたりすること、相手をブロックしてはまた解除して、同じことを繰り返しているらしいことだった。「私は人間関係が積もらない」「人間関係なんて切れても仕方ない！　丸めてポンだ！」と吐き捨てるようにCさんは語った。精神科受診の提案は、希死念慮があっても「行動はしないから必要ない」と言って拒否した。

　家族においては、父親不在の中、Cさんが怒り暴れると、母親が泣き（「私が悪いの？」）、Cさんがさらに母親をののしると、母親は一転Cさんに怒り出す（「謝っているでしょ！」と反撃する）というパターンが見えてくる。「母親をまた突っぱねた。でも、初めて母に抱きつきたいと思った」ことが語られ、「昔、母に抱きついて泣いた時もふざけたふりをして逃げた」ことが回想される（第10回面接）。治療者がおずおずと〈喧嘩して、本当は抱きつきたいのに、突っぱねたり逃げたりしてしまう？〉と問うと、「そうかも」と言う。ネット上でのやりとりについては〈拒否されると拒否し返すのに、Cさんはまた連絡する。本当は人と安定してつきあえたらよいということですか〉と介入すると、

少し考えて「昔、フリースクールの先生と話していた時に、"私はヘンなのかな?"と急に恥ずかしくなって先生と関係を切った」ことが回想された。「自分はヘン（と相手に思われている）と感じるやCさんは関係を切る?」と治療者は不安になった。そこで〈恥ずかしい感情は誰にもあるもの。カウンセリングのことで何か感じたら言葉にして教えてほしい〉と伝えると、Cさんは少し考えてから、「平気」と答えた（第14回面接）。

「夜中に叫び、悪夢をみる。でも平気」「D君に彼女ができたらしい。でも平気」と言うCさんに、〈"平気"といつも言うけど、感情が処理されずに症状（叫ぶ、悪夢）になるのでは?　感情を言葉にしてもよいのでは?〉と促すと、「ふん」と言う。次の回に「実は」と告げられたのは、孤独で荒れていた高校時代に起こした事件の話だった。「悪いことをした。いつか天罰を受けそうで怖い。親を傷つけたくてしたことだ」と涙をこぼし、声を震わせる。〈当時は事件を起こさざるを得ない苦しさがあって、お母さん達に気持ちを分かってほしかったんですね〉と伝えると、泣きながら肯く。〈母親への感情が治療者への感情とかぶることもある。何かあれば教えてください。嫌な気持ちでカウンセリングを中断してほしくない〉と治療者は伝える（第15回面接）。

この時期、Cさんを可愛がってくれた母方祖母が亡くなったこと、母親は父不在・母性の希薄な家族に育ち、両親（Cさんの祖父母）を嫌っていることが語られる。

受診については「普通の人としてやろうと今頑張っている」と再度拒否した（第17、18回面接）。

見立て：Cさんは「父性も母性も希薄な家族」で育ち、愛着の問題を抱え、安定した対人関係を築きにくいようだ。依存対象を求めるが、見捨てられや傷つきを恐れ、攻撃的・拒絶的になる。良い・悪いを変転する対人認知（否認、スプリット、投影性同一視による防衛）、衝動性と情動コントロールの弱さなどから、境界性パーソナリティ障害の可能性が考えられた。自他を蔑むのは、罪と恥の意識を防衛する意味もあるのだろうか。両親も同様の育ち方をしていて、家族のあり方は世代間伝達されているようだ。エネルギーの高さ、粘り強さ、憎めない魅力はCさんの強みと思われる。

　方針：現実適応をメインに、少しでもCさんが情緒に気づき、それを言語化し、良い・悪いの統合が図られ、安定した対人関係が少しでも築けるように、と考えた。

第2期　中断の申し出（第16〜41回面接　期間：8ヵ月）

　「メールを送っても相手にされないと、私は送っていなかったことにしちゃう」「私は好きか恨むかになる」と否認やスプリットが少し意識化され、「生まれてこなければよかったという思いが少し減ってきた」「カウンセリングで見捨てられるかもしれないと思うけど、また行こうと思う」と言う。「私は愛情が叶えられないと恨みになる。恨むって嫌」と言うので〈行動に移さず、いやと感じられるのはCさんの力〉と返すと、「人に怒りをぶつけてきたけど、怒りすぎ、執着しすぎはだめだね」と言う。

　家族のパターンは相変わらずだが、「前より良くなって、母親は私に優しくしようと努力している」と言うので〈それはCさんの優しさや努力があってこそ〉と言うと笑顔になる。とは言え、すぐに「母親にけなされたので部屋を荒らした」となるのだが、〈Cさんとお母さんの感覚は違って当然だから"母親は〜と思うんだ、私は〜と思う"と穏やかに伝えるのはどう？〉と提案すると、「ふん」と言う（第28回面接）。ややあって、「部屋を荒らさないようにしている。でも気持ちが溜まるとうなされる」と告げられる。学業上のストレスが増えると、頭痛、めまい、悪夢（死人に追われて触られる夢など）の訴えも増加。治療者はCさんの危うさを感じて不安になる。この時期、Cさんは1回だけ精神科を受診した。

　将来の不安を抱えつつ、「将来について意見してくる母親に"私の人生なので、申し訳ないけど放っておいて"とキレずに言えたら、母親も分かってくれた」「好きな仕事をする父親は良い」との報告も出る。

　この頃、治療者は問題行動に対して、はっきり意見を言ってみようと考え、〈D君（問題行動がある異性）はやめたら？〉〈家族のパターンはおかしい、巻き込まれないで〉と伝えていたのだが、何回目かの介入の直後、Cさんに「カウンセリングを休みたい、しんどい」と宣言されてしまう。「関係が積もらない」「丸めてポン」というCさんの言葉が頭をよぎり、治療者はうろたえた。

〈関係が続くと捨てたくなる？　カウンセリングは積もっていると思う〉と言うと、「治療者が私のことをヘンだと言っても、私はまともな方に無理に行きたくない。（D君に）関わるなと言われても、私は関わってしまう」とCさんは答えた。〈まともな方に無理に行かされる感じがしたのなら、いやなのは当然かもしれない。無理をさせて悪かったと思います〉と治療者はしどろもどろで謝罪した（第36回面接）。

　次の回、Cさんは「カウンセリングは続ける。でも愛着って分からない」「私はヘンかもしれないけど、治療者はそれを受け入れてくれればいい」と言う。その後、「小さい頃から"なんで私は私なの"と思っていたけど、少しずつ"私は私"と感じるようになってきた」と語った。他方、「母に"死にたい"と言ったら、"こんなにお金をかけたのに？"と返されて、悲しい」とも話した。悲しみを打ち消すようにおどけるCさんに、〈Cさんの存在自体がかけがえがない。Cさん自身のことが大切だと思う〉と返す（第40回面接）。Cさんは、苦労しつつも進級することができた。

第3期　人間関係を積もらせる努力（第42～53回面接　期間：6ヵ月）

　「友達と遊んでも、どうせ見下されて終わりだ」と言いつつ、「遊んでみたら楽しかった」体験や「バイトに行っても、どうせ嫌な目に遭う」と言いつつ、「いやじゃなかった」体験をするが、Cさんは依然として人間関係に懐疑的であった。〈人には良いところも悪いところもある。人付き合いにも、良いことも悪いこともあるのが普通〉と治療者が言うと、「覚えておく」と笑う。

　「以前、母に（D君と別れた）話をした時、"元々付き合っていなかったくせに"と笑われ、"ひどいことを言う親だ、死にたい"になった」ことが回想される。治療者は、母親には母親なりの愛情があることをCさんに伝えたいと考え、〈お母さんは悲しみや傷つきの情緒が苦手なのかもしれない。"付き合っていなかったことにすればCさんは傷つかないだろう"と思って、そう言った可能性はないのでしょうか？〉と返す。Cさんはしばし考えてから、「そういう見方があるのか。ひどいと思っていたけれど悪意じゃないと思っていいのか。ありがとう」とここまでのカウンセリングの中で一番嬉しそうな表情を見せた。〈でも、別れはつらくて当然ですね〉と気持ちに触れると、Cさんは静

かに涙を流した。その後「自分を大切にして、周りも大切にしようと思い始めている」「母親も大変な家の中でよくやっていると思う」との言葉が出た。

そして、カウンセリングを止めると言った時のこと（第36回面接）が回想される。「あの時、治療者が〈カウンセリングは積もっている〉と答えたけど、それが嬉しくて怖くて、その夜は大泣きした。今はカウンセリングをやめようと思わない」と伝えられた。治療者は驚いて、全身の力が抜けるように感じた（第52回面接）。

「まだ過去には砂をかけているし、消えたい気持ちもある」「私が暴れないと、親には気持ちが伝わらない」と言いつつ、「ネットが唯一の居場所で、汚い言葉を書きちらしていたけど、本当は書きたくない」「人にしつこくしないよう、良い距離感でつきあおうと努力している」と語るようになった。

⑤考察——Ｃさんが人間関係を積もらせること

Ｃさんの心理的課題の一つは、安定した対人関係の構築、Ｃさん流に言えば「人間関係を積もらせる」ことであろう。

第１期で「私は人間関係が積もらない」「丸めてポン」「抱きつきたいが、突っぱねる」というＣさんの言葉からは、「他者に依存したいが、見捨てられと傷つきを恐れて攻撃的・拒絶的になるＣさん」、「関係構築を望みつつも期待しないようにするＣさん」のあり方（苦しさ）が想像される。Ｃさんが治療者を受け付けないのも、治療者への不信感、見捨てられと傷つきの恐れ、期待できない（しようとしない）気もちの表れだろうと思われた。治療者自身にも、そんなＣさんの思いが投げこまれるのか、Ｃさんから「丸めてポン（＝中断）」とされる不安が起きていた。治療者は「何かカウンセリングで感じたら教えて」と伝えるが（第14、15回面接）、それは「言語化してもらうことで中断やクライエント・治療者関係で起こるずれを少しでも回避したい」という思いからであった。

第２期に入り、Ｃさんが少し自己理解を示すようになると、治療者は油断して〈Ｄ君との交際はやめたら？〉などの侵襲的な介入をしてしまう。それへのＣさんの対応は、中断宣言であった。Ｃさんは「まともな方に行きたくない」「ヘンな自分を受け入れろ」と意見する。Ｃさんが治療者に意見できたと

いうことは、第1期の治療者の介入（〈何か感じたら教えて〉（第14、15回面接）、〈私は〜と思うと言うとよい〉（第28回面接））を実行できたとも理解できる。また、かつての対人パターン（ヘンだと思われた→恥ずかしい→関係を切る）とは異なるパターン（Cさん自身がヘンな自分を受け入れ、恥ずかしさも受け入れ、治療者にも受け入れろと主張できるようになった）が出現したとも理解できるだろう。何はともあれ、治療者はこのプロセスで、Cさんの変化への抵抗を受け入れていなかったことに気づかされ、謝罪する。その後、「少しずつ《私は私》と感じるようになってきた」とCさんは語るが、CさんがCさんなりに自分を語り、治療者や母親に意見し受け入れられていった体験が、「私は私」すなわちアイデンティティの感覚の発達をわずかにでも後押ししていたのかもしれない。

　第3期で、「Cさんに悪意を示した母親」のエピソードが語られるが、治療者はこれを「実はCさんを思いやっていたかもしれないお母さん」と意味づけしなおした（リフレーミングした）。Cさんは喜び、その後「自分と周りを大切にしよう」「母も大変だった」と語る。「親に思いやってもらえたのかも」と感じられることは、自分も他者（親）も大切にしようという思いにつながるのであろう。口先のリフレーミングでなく、共感的理解を基に本心から伝えられたリフレーミングは、ささやかかもしれないが、良い変化を起こしうると治療者は考える。

　治療者は終始、Cさんとの関係が壊れないかと不安を抱いていた（第52回面接）。ハラハラしながら、Cさんが安心して語る場を保証しようと、わずかでもCさんが良い関係や感情を保持し、悪い関係や感情も（行動化するのでなく）抱えられるように、すなわち良い・悪いが統合されていくようにと支持を試みていたように思う。第3期になって友達やバイトでの関係が少し構築され始めたことが語られる。これは第1・2期を踏まえての成果ともとれるが、すぐに「ポン」とされてしまう可能性の高い未だ危うい関係である。対人的な課題、家族の課題、生きづらさは依然として手つかずのまま残されている。このカウンセリングでの積み重ねは、わずかかもしれないが、Cさんの未来につながることを願っている。

Case 3　ケースの見方
対人関係が積もらないと訴えるＣさん

林　直樹

　ここに提示されているケースＣさんは、自己イメージの動揺や対人関係の不安定さから、「対人関係が積もらない」ことに苦しんでいる女性である。彼女は、安定した関係を築きたいという願望を抱きつつも、対人関係の動きに敏感で傷つきそうになると自ら関わりを断つことを繰り返していた。Ｃさんのケース・フォーミュレーションを表5-1に示す。

　このＣさんには、対人希求が強いが傷つきやすく、相手に拒否的、攻撃的になりやすい、良い・悪いがスプリットしている、衝動、感情コントロールが悪い、対人関係で低く評価されることに敏感といった境界性パーソナリティ障害の特徴が認められる。しかしなんとか適応の破綻は免れていて、専門学校に通うことができていた。

　治療開始後の半年間では、主にＣさんの混乱した対人関係についての訴えを傾聴することが行われていた。Ｃさんは、治療者の質問に「平気。大丈夫」と答えて、それ以上踏み込むことを拒む姿勢を見せており、面接全体に緊張感が漂っていた。それでも開始後3ヵ月を過ぎると、愛情欲求とその反対の対人関係の忌避が入り交じった錯綜した思いが表現され、治療者にそれを理解することを求めるようになった。さらに、開始後半年を過ぎると両親の良い面の認識が語られ、両親を相手に上手に自己主張ができたことが報告された。

　治療者は、この変化に勇気づけられて、「問題がある異性とは交際を避けたらいい」などと具体的な助言をしたのだが、Ｃさんの反応は、「カウンセリングを休みたい。しんどい」という拒否であった。彼女は「治療者は自分をヘンと思うかもしれないが、自分をただ受け止めてくれればよい」と自分の考えを明確に述べた。

　治療開始後1年を過ぎると、Ｃさんは、アルバイトでの対人関係で達成

表5-1　Cさんのケース・フォーミュレーション

評価領域	内容・説明
0.主訴、精神症状、精神機能（現症）、現病歴	・主訴は「家族関係の問題」「進級についての不安」。 ・高校時代より不登校、さらにひきこもりとなり、希死念慮や自殺未遂、家族への暴力が見られていた。
1.先天的（遺伝的）要因・身体的要因	・報告されていない。
2.生育歴（発達歴の問題など）	・両親とも仕事で多忙の家庭。「勉強優先の養育を受けた」という。
3.認知・感情・行動・対人関係	・自己評価が低く、「生まれてこなければよかった」と語る。両親、周囲の人々を「学歴と金のことばかり」と否定的にみる。 ・対人関係を結ぶことを期待するが、実際にはそれを発展させ、維持することができない。 ・自分が否定的に見られることに敏感で、「人間関係なんて積もらない」と諦め、「丸めてポンだ」と自らそれを断つという行動を見せる。 ・母親に攻撃的になるが、母親への「抱きつきたい思い」もある。
4.自己イメージ・自己評価、同一性（長所・強みも含む）	・自己イメージ定まらず、自分が「ヘン」と思われることに不安を強める。
5.生活状況、および生活上の障害を生じている環境要因	・母親との激しい対立が生じている。
6.病気、治療についての考え方、治療関係（面接者との関係）	・自分は平気だから、指図するなと援助を拒む態度を見せるが、実際には面接にしっかりと通ってくる。

した成果を語り、それを是認してくれた治療者に感謝するという態度を見せるようになる。その後も自分の挙げた成果を治療者に確認してもらい、自分を確認する作業を進めていった。それによって実際の生活での成果も得られるようになった。彼女の前進は、自己懐疑から逃れられなかった状

表5-2 Cさんの治療関係の推移

	クライエント	治療者
治療についての思いのベクトル（時に現実的）	②治療者から受ける治療についての思いのベクトル ・精神科医の診察は拒否。 ・「自分は平気」と言って、治療者が踏み込むのを拒否。	①クライエントへの治療についての思いのベクトル ・関わりを維持、現実適応の向上、善・悪の統合（二分法的認知の修正）を目的として捉えた。
相手についてのベクトル（主に無意識・ファンタジー）	③上記以外の治療者への思いのベクトル（広義の転移） ・助言に対して「理解して受け入れて」と一方的に求める。 ・内心で「積もっている」と言われたことを喜ぶ。	④上記以外のクライエントから受ける思いのベクトル（広義の逆転移） ・ハラハラしていた（治療関係が断たれる不安も強まる）。 ・治療者自身の考えで助言したことを謝罪する。でも「積もっている」とコメント。

態から抜け出て、「私は私」と感じられるようになったという変化に現れている（表5-2）。

　この心理療法の中では、強い緊張の中で、治療関係を「積もらせる」努力がなされていた。治療者のクライエントのチャレンジを是認し促進しようとする関わりは、Cさんが現実生活で適応的活動を発展させることを助けた。この治療のハイライトは、治療者が「自分をただ受け止めてくれればよい」といって助言を拒否するCさんに不安を抱いたが、後に彼女が関係を「積もっている」ことを喜ぶという反応が伝えられ大円団を迎えるという場面である。それは、治療者の認識とCさんの内面とがずれていたということなのだが、治療者はどうしても悪い事態への備えを考えてしまうのが習慣なのだから致し方ないことである。

　このクライエントは、相手を拒否して自分を守ろうとする力を備えてい

る。しかしその力は、対人関係を途絶えさせてしまう危険と裏腹のものである。それはまた、拒否しなければ、自分が保てないという弱さの表れでもある。ここには、自律・自立と依存を巡るディレンマがある。

　このディレンマの一般的な解決の一つは、自分を保ちつつ人に頼れるようになるということである。それは、対人関係を壊さずに自己主張ができるようになることに通じる。しかしこの能力は、関係を断って身を守ろうとする（後退のように見える）動きと区別することが困難である。Cさんのケースでは、この動きに治療者が不安を抱いたのであるが、その予想が良い方向に裏切られるという結末を迎えた。このように予想がよい方向に外れることは、治療者にとって一種の拾い物のように見えるかもしれないが、それは正確さを欠いた見方であろう。この場合は、クライエントと治療者による治療を進めようというそれまでの地道な努力の成果がドラマティックな形で明らかになったというべきである。

　クライエントは、見事に自立と依存のディレンマを乗り越えることができた。私たちは、これを単なる幸運としてではなく、この治療の中で患者と治療者の力が十分に発揮されたこととして喜ぶことができるように思う。

Lecture 3
ガンダーソンの境界性パーソナリティ障害の
適正精神科マネジメント

林　直樹

はじめに

　境界性パーソナリティ障害（BPD）の治療は、一貫して心理療法の重要な
テーマであり続けてきた。その概念の前身である境界例の心理療法は、最初に
確立された心理療法である精神分析がその濫觴期から関わってきたものであり、
その心理療法が1970 ～ 80年代の精神分析的精神療法の隆盛を支えたという歴
史がある。また近年では、認知行動療法の領域での発展が顕著となっている。[1]
しかし、現在のBPD治療が十分な成果を挙げているかという問いには、まだ
達成されていないと答えざるをえないのが実情である。その主な理由は、有効
性が実証されているBPDの専門治療の多くが、重厚壮大なものであり、広く
普及させることが難しいということである。

　ここで紹介するガンダーソンの適正精神科マネジメント（Good Psychiatric
Management：GPM）[2]は、BPD治療の普及に貢献することが期待されている治
療である。この治療は、一般の臨床家にも実施可能な週一回の面接と薬物療法
など他の治療法を組み合わせて行われる比較的簡便な支持的アプローチであり、
普及可能性が高いという特長がある。また、このGPMに盛り込まれている多
くの実践的な治療的介入や考え方は、治療者がそれぞれの治療スタイルを作り
上げるために柔軟に取り入れることができる。このGPMは、マクメインらの
対照比較試験[3]において、弁証法的行動療法（DBT）と同等の効果を示したこと
が報告されている。すなわちこの治療は、適切に実践されるなら、その効果は
専門家による治療に決して劣るものではないということである。

I. 適正精神科マネジメント（GPM）の概要

　GPMは、ガンダーソンとその同僚たちの治療経験とそれまでに蓄積されて

きたエビデンスに基づいて作成されたBPD治療である。そこではまた、心理教育や薬物療法、家族療法、集団療法など、さまざまな治療法が積極的かつ柔軟に組み合わせて用いられる。同時に治療者は、必要に応じて他の治療・介入の治療スタッフと連絡を取り合うこと、さらに別の治療者にコンサルテーションを依頼して助言を仰ぐことが推奨される。以下、GPMの原則、目標、進捗度の評価などの基本的事項を概説する。

a. 治療の原則

GPMの原則は、次のように記述されている。

(1) 心理教育を行う：BPDの診断と治療について、治療者の知るところ（あるいは知らないこと）をクライエントに積極的に伝える。またクライエントにとって役立つと判断したら、遠慮なくアドバイスを与えてよい。

(2) 積極的な治療姿勢を取る：敏速に積極的に対応することによって、治療者がクライエントに関心を抱き、関わろうとしていることを示す。

(3) 思慮深くあれ：治療者は、治療のために努力するという点でクライエントのモデルとなるようにする。

(4) 現実の存在として振る舞う：治療者は、職務上の役割を担うだけでなく、現実の人間としても関わる。治療の状況に応じて治療者は自己開示をしてよい。

(5) 変化しなければならないことを知らせる：治療者は、クライエントのそれまでの努力を認めつつも、問題への取り組みを勧める。

(6) 自分の行動に対して責任を持つよう促す：治療から学ぼうとすること、そして学んだことを実行に移すことが、クライエントの責任であることを自覚させるようにする。

(7) 日常生活を重視する：治療者は、日常生活におけるクライエントの対人関係に関する情報を得るようにする。就労することや生活をきちんとすることを重視する。

(8) 柔軟で実際的な折衷主義を心がける：治療者は、クライエントの状態を考慮しながら治療の応対や介入を決める。

b. クライエントの把握とそれへの対応のポイント

　GPMでは、クライエントの対人関係の過敏さがさまざまな感情症状および行動症状を生じさせる要因として重視される。BPDの症状は、対人関係の状況に応じて劇的に変化する。クライエントは治療者から受け入れられていると感じている時は穏やかで協力的であるが、激しい怒りや自傷行為といった問題が多く出現している時は、拒絶されたと感じて敵意や怒りを治療者に向ける。彼らはこの二つの状態の間を頻繁に行き来する。このような動揺に対して治療者は、一貫して支持的に接することでクライエントを落ち着かせようとする。しかしクライエントの多くは、拒否されていると感じることをしばらく持続させる。他方、支持的で安定した環境を保つことによってクライエントの肯定的な自己意識の形成を促すことは重要である。それは、徐々に本質的な改善をもたらす可能性がある。

c. 治療の目標

　治療での目標は次の三つである。

(1)　行動の前に「考える」ことができるようになる：治療では、考えてから行動することができるようになることが重要である。さらに、感情を自覚し名付けることができる。そして自分の経験と他人の経験について考えられる（感情や動機を明らかにできる）ようになることが目指されるべきである。

(2)　社会的リハビリテーション：ここでのリハビリテーションとは、率先して社会的責任を引き受けられるようになることである。そこには、優柔不断の振る舞いを減らし、権威／規則を受け入れられるようになることも含まれる。

(3)　感情修正体験：治療者からケアされ、現実的な期待を寄せられることは、クライエントにとって新鮮な体験である。それによって他者を信頼し親しくなること、自分を表現すること、謙虚になれることが可能となる。また、信頼に値する特質を備えた治療者は、クライエントにとってよい同一化モデルとなる。

表5-3 適正精神科マネジメント（GPM）の時期ごとに進捗状況、達成されるべき変化

目標とする領域	変化	時期	介入
主観的苦悩、不快な気分	・不安と抑うつの減少	1～3週	・支持、環境への介入 ・自己評価の改善
行動	・自傷、激しい怒りの減少	2～6ヵ月	・自己評価、対人関係の認識の改善 ・問題解決技法の使用
対人関係	・価値のひき下げが減る。 ・明確に自分の意見を述べられるようになる。 ・他者に頼ることができるようになる。	6～12ヵ月	・心的過程への理解を深める。 ・愛着関係の安定を図る。
社会的機能	・学校／仕事／家事労働における状況の改善	6～18ヵ月	・不安、恐れを減らす。 ・治療者の助言・コーチング

d. 治療進展の評価

　作業（治療）同盟の確立は治療の重要な目標である。それは、クライエントが治療の協力者として問題解決に取り組めるようになることであり、その達成には1年程度の期間が必要である。その達成までには、契約同盟と関係同盟を形成する過程を経ることが必要である。契約同盟とは、クライエントが治療の枠組みを受け入れることであり、1～3回の面接のうちに形成される必要がある。関係同盟は、治療者を好ましい理解してくれる人物だと認識することであり、治療開始後6ヵ月以内に達成されるものである。これらの治療関係の特徴は、治療進展の重要な指標となる。

　さらにGPMの標準的な治療の進捗状況、達成されるべき変化を表5-3に示す。

II. 重要な介入

　ここではGPMの重要な介入や技法を説明する。

a. 電話への対応

　治療者への電話は、許可するのが原則である。同時に電話では、不十分な対応しかできないことがあること、長時間の対応は困難であることを説明する。不適切な電話の使用によって、その制限が必要になったなら、「電話での対応は難しくなりました。他の方法を検討してみましょう」と告げて代替の連絡法を考えることになる。24時間対応が必要なクライエントは、その体制のある医療施設に紹介をする。

b. 自傷、自殺企図への対応

　自傷、自殺企図が周囲の助けを求める行動か、本当に死ぬ意志に基づく行動かを評価して対応策を決める。その評価に基づいて自己鎮静化（自分で自分を落ち着かせること）を勧めることや薬物療法、入院の導入などの対応を決定する。その際には、治療者の対応能力に限界があることを明確にすることが必要である。

　自傷、自殺企図の後の話し合いは治療的に重要である。そこでの発生契機、発生防止要因、防止策などの検討には、なるべくクライエントに主体的に参加してもらうようにする。その行動の背後にある自罰、自己嫌悪、怒りや恥といった認知や感情を探求することも進めるべきである。

c. 治療の終え方

　治療開始後3週間の時点できちんと通院してこない、開始後3ヵ月でもまだクライエントが治療を軽んじている、自分を危険にさらす行動が悪化している、開始後6ヵ月に治療で話し合われたことを覚えていない、対人関係の重要性を理解できていない、生活の課題に前向きに取り組めないといった状態である時、治療を止めることを検討することが必要になる。また、前節で示した治療の進捗が著しく遅れている場合も同様である。

　このような場合には、まず治療がうまく行っていないのではないかと問題提起をして、治療の継続について話し合う。治療の枠組みが受け入れられない場合や治療が無効、有害だと判断される場合には、治療の中止もしくは他の治療者への紹介が決定される。このような対応にクライエントが反発する場合には、

2〜3ヵ月後に再検討することもあってよい。治療を終える、他に紹介するといった重大な決定をする際には、他の治療者にコンサルテーションを求めるべきである。

おわりに

　本節で概要を示したガンダーソンらのGPMでは、それぞれの治療者が技法を自由にアレンジして使ってよいとされている。例えば、他の研究者の発表した治療法を削ったり改変したりしたものをGPMに組み込んで実際的で使い勝手のよい治療にすることが推奨されている。

　BPDの心理療法は、現在、他の領域の心理療法と影響し合いながら、さらなる発展への道を模索しているということができる。筆者は、私たちも日々の臨床の中でGPMに示されたような開かれた姿勢をもって、治療の技を磨き、そのレパートリーを増やしてゆくことで、できるだけ多くのクライエントやその関係者の力となることを目指すべきであると考える。

文献

1) 林直樹（2016）「パーソナリティ障害の対応と治療」『パーソナリティ障害 くらしの中の心理臨床2』林直樹、松本俊彦、野村俊明編、福村出版、156-164頁

2) Gunderson, J. G. and Links, P. S.（2014）*Handbook of Good Psychiatric Management for Borderline Personality Disorder*, Washington, D. C.: AmericanPsychiatric Association Publishing.〔黒田章史訳（2018）『境界性パーソナリティ障害ハンドブック』岩崎学術出版社〕

3) McMain, S. F., Links, P. S., Gnam, W. H., Guimond, T., Cardish, R. J., Korman, L., and Streiner, D. L.（2009）A randomized trial of dialectical behavior therapy versus general psychiatric management for borderline personality disorder. *Am J Psychiatry* 166: 1365-1374.

第**6**章

Case 4
職場から遁走し
行方不明となった D さん

江村　康

①ケースの概要

　D さんは、職場から遁走して行方不明の状態となり、3 週間後に警察に保護
されたのを機に精神科入院治療を受けることになった 40 代男性である。精神
科診断は、解離性遁走（米国精神医学会の診断基準 DSM-5 では特定不能の解離症
と大うつ病エピソード）である。彼は、入院時、工学系の研究機関に勤めてい
た。彼の家族は、30 代後半の事務系の仕事に就いている妻と 10 歳前後の 2 人
の子どもである。

　彼は、失踪する約 1 年前から職場不適応によってうつ状態に陥り、入院 3 ヵ
月前から精神科外来治療を受けていた。入院後の心理療法では、自身の精神状
態の把握・振り返りが進められ、併せて職業的困難への対応や妻との関係の問
題への解決策が検討された。

②治療設定

　精神科単科病院閉鎖病棟での治療である。入院時は、約 3 週間の遁走（失
踪）の直後であり、D さんは焦燥強く入院加療の必要性を十分把握できない状
態だと判断されたため、妻を同意者とする医療保護入院が決定された。治療で
は、治療者（担当医）である筆者と担当看護師が主に対応するが、不在時は他
の病棟医師が対応する体制がとられた。個人面接は週 2 回 1 回 30 分程度と設

1　このケースの D さんからは、ここに報告することの承諾を得ている。ただしここでの記述では、
プライバシー保護のため、本人が同定されるのを防ぐため十分な変更がなされている。

定された。

③治療初期の把握

　Dさんは、妻・両親と共に受診した。診察での彼は、目を見開き笑顔で、受診までの大まかな経緯をはきはきと話した。しかし、入院時には、失踪中の体験をほとんど覚えていないことが確認された。また、息遣いが荒く、顔が汗ばんで洋服がうっすらと汗で湿っていることから、彼は強い緊張状態にあることが窺われた。

　希死念慮について問われると、彼は「死ぬ気満々ですよ」と外連味（けれんみ）なく述べていたが、「自分が死ぬと家族に迷惑がかかってしまいます。だから死ねないです」とも語り、治療を受け入れる姿勢を見せていた。

　彼には、自殺の危険があって警察に保護されたこと、解離症状があり遁走中の記憶の大部分を思い出すことができないこと、自責の念が強く希死念慮があること、発汗著明であり焦燥が強いことから、入院後しばらくは、隔離室に入室してもらうこととした。

　入院時に聴取されたDさんの生活歴、現病歴は次のようなものであった。

　Dさんは、会社員の家庭の長子として出生した。父親に転勤が多く、何度か転校をしているが、それに際して特別の問題が起きたことは報告されていない。

　幼少期は活発な子で、屋外でよく遊んでいたという。学校行事では、リーダー的な役割をすることが多かった。中学校・高校では、スポーツのクラブに所属し楽しく過ごしたという。大学では、工学系の学科に進んだ。世間の役に立ちたいと難民支援のボランティアの活動に参加した。ボランティアではリーダーを任されることがあった。しかしボランティア参加者との連携が上手く取れず、自責的になり、夜眠れなくなって自傷行為をすることがあった。その時は2週間ほど自宅に引きこもり、その後自然に回復したという。

　大学院を修了した後、彼は、企業での就労を開始した。20代後半で会社の同僚であった現妻と結婚した。職場では現場の副責任者にまで昇進した。周囲からの信頼も厚かった。しかし40歳頃に、上司が自分の直属の部下を理不尽に叱っていることを許せずに、上司に抗議を行ったが取り合ってもらえなかっ

たことを経験した。会社組織の限界を感じて、仕事の意欲が低下した。半年間悩んだ末に、意を決して退職してある研究機関に転職した。転職の際は新天地を求める冒険家のような気持ちであったという。しかし転職に際しては、それまでよりも収入が減ることから妻から強く反対された。彼は「経済的に厳しくなったら、実務に戻る」ことを約束してようやく同意を得た。転職後は「忙しかったが研究が楽しかった」という。

　彼は、自ら努力家、人を信じやすい、素直、優しいと評している。その評価は、周囲の人々の評価と大きな齟齬はない。趣味は、個人スポーツ、スポーツ観戦、読書や料理などと多彩である。

　妻は現在、30代後半であり、事務職として働いている。Dさんは、感情豊かで育児や家庭内のことをしっかりした判断を示してくれると妻に信頼を寄せている。しかし、妻はDさんに対して時折厳しく当たることがあり、Dさんは妻の気分の変化が理解できない時があるという。

　Dさんの家族歴には、特に問題になることはない。彼は、飲酒で問題を起こしたことはない。また、喫煙の習慣はない。

　Dさんは入院する約1年前からの職場の同僚との関係が上手くいかなくなった。「連絡に行き違いがあり、無視される」状態となった。その頃、仕事も多忙を極めるようになっており、深夜に自宅に帰り、早朝に家を出る毎日であった。しばらくすると「仕事で何をやっても上手くいかない」と感じるようになり、作業効率が低下し、食事量が増え体重が10kg増加した。「人の言っていることが理解できない、忘れてしまう」「仕事の日程を間違えてしまう」ということが頻回に起きるようになった。

　入院する3ヵ月前に上司の勧めで近医を受診し、抑うつ状態と診断され、抗うつ薬などによる治療が開始された。通勤は何とか継続していた。

　入院1ヵ月前、上司から「あなたは今の仕事に適性がない。来年度もこの仕事を続けてもらうのは難しい」という退職勧告を受けた。また信頼していた後輩にも冷たくされ、「自分はできの悪い人間だ」と考えるようになった。上司からの退職勧告の1週間後、彼は職場から失踪した。

Ｄさんは、入院時に失踪中の体験をほとんど想起できなかった。以下は、入院後に病状が安定してきた状態で聴取したものである。

　失踪直後の記憶はない。気がつくと、自宅から遠く離れた町を歩いていた。「ついにこの時が来てしまった。前に考えていた通りに死ぬしかない」と考えた。そこで、妻に「もう戻れない。子どもを頼むよ」と電話した。その後、好きなものを食べる、漫画を読む、映画を観るといった今までにやりたいと思っていたが、それまで妻子に遠慮してできなかったことをしてから自殺をすることにした。しかし２週間すると、やりたいことをやっても楽しめなくなった。漫画喫茶で漫画を読もうとしたが１冊も読めなかった。スーパー銭湯や映画館に行ってもぼーっと時間を過ごすだけになった。最後には、「ここまで自由に過ごしたのだから、そろそろ自殺することにしよう」と考え、妻や知人、職場への手紙を書いたり、同胞や同僚にお別れのメールを出したりした。その中には、知人の名前を騙って、職場への寄付として数十万円の現金を送るという不合理なものも含まれていた。それについて彼は、自分が死んだ後に職場と家族が連絡を取るためのきっかけになることを期待しての行動だったと説明している。

　失踪して３週間後、Ｄさんの知人が彼からのメールの発信地点を探知して、警察に通報し、Ｄさんは無事に保護された。翌日、家族に付き添われて精神科病院を受診し、彼は入院となった。なお、入院後の検査（脳波検査、頭部MRI検査など）では、身体疾患や器質性障害の徴候は認められなかった。

④心理療法の経過

　入院後の治療経過を３期に分けて記述する。

第Ⅰ期　状態を把握する時期（入院後２週間）

　入院後抗うつ薬・抗不安薬の治療が開始された。入院して数日で入院時に見られた緊張は消退した。隔離室の使用時間も徐々に減らされていった。

　第１〜４回面接では生活歴の確認・失踪時の記憶の回復が進められた。失踪時の記憶はまだら状であったが、面接の回を重ねるごとにＤさんの発語量が増え、失踪中のことを少しずつ思い出していった。一つ一つの記憶を回復して

いく過程が、現実を受け入れることにつながっていったようだった。

第2期　自らの体験を表現する時期（入院3～4週間）

　この時期、Dさんは自発的に自らの体験を語るようになった。第5回面接
では次のようなやりとりが行われた。

　〈今、焦る気持ちや不安な気持ちはどうでしょうか？〉

　「入院してだいぶ落ち着いてきました。夜もよく眠れます。でも昨日、収
入を増やすために妻が仕事を変えるつもりだと言った時、動揺しました。今
後、自分の方も仕事がどうなるのかなという不安がありますから…。でも何
とかなるんじゃないかなと思っています」

　〈奥さんは特別な存在なのでしょうね？〉

　「私は、自他共に認める「結婚できない男」でした。趣味は多いし、仕事
も好きだし。放浪癖があって一ヵ所に留まれないと思っていた」

　〈それなのに奥さんと結婚したのはどうしてですか？〉

　「自分の趣味を認めてくれた。当時は自分のことを積極的に理解しようと
してくれていたんですよ」

　〈その点は今、うまくいっていないのですか？〉

　「今の家庭は自分の頑張りで成り立っていると思います。でもこれから何
十年も家族を支えて生きなきゃいけないと思うと大変だなと思いますね」

　〈大変だと思うのですね。奥さんは今のあなたにとってどのような存在で
すか？〉

　「大切な存在です。尊敬しています。自分の物差しでは測れない存在です。
自分にない発想があって、それがまた当たるんです。でも時々妻の考えてい
ることが分らなくなる時があります。その時は本当に混乱するんですよ」

　〈奥さんに感謝の気持ちと困惑の気持ちがあるのですね〉

　「はい」

　さらに彼は、職場に対する怒りを次のように表現している。

　〈失踪することがまた起きるという不安はありますか？〉

　「いまはまだ限界を超えていないから大丈夫です。次に限界を超えるとし

たら前の職場（退職勧告をされた職場）に挨拶に行く日だと思います」

〈挨拶に行くことをお考えなのですね？　失踪する危険を冒しても行かなければならないのですね？〉

「やはり社会人としていくべきかと思うのです」

〈社会人ならそうするべきだと思うのですね〉

「はい」

（彼は、元の職場に対する不満を述べていたが、職場の上司が「退職勧告」が配慮不足であったことを詫びたことで怒りを収めている。結局、彼は元の職場に挨拶に行かなかった）

第3期　退院準備・家族との関係の調整（入院5〜6週間）

この時期は、退院後の生活環境を整えるための家族との面会や外出が活発に行われていた。

次は第8回面接でのやりとりである。

〈調子はいかがですか？〉

「昨日までは先の見通しのないまま何年も過ごすのかと思っていたけれど、病棟スタッフやいろいろな人と話して、目の前にあることをやって目の前のことを楽しむのがいいと思いました」

〈奥さんのことを考えることがありますか？〉

「昨夜の電話では、妻が今回のこと（失踪）で苦労したということで大泣きに泣いて、自分のせいだということでずいぶん叱られました」

〈奥さんはごく大変な思いをなさったのですね〉

「病気ではないでしょうけれど、彼女はよくものを忘れます。今回は私が次から次に問題を起こしてしまいました。私は妻をフォローしなくてはなりません」

〈いままで奥さんには辛いことを言われてきた？〉

「子どもの運動会に出られない時に“絶対に許さない”と言われたことを覚えています」

〈それは怖いですね。どのように対応しているのですか？〉

「妻の行動は予想の範囲内だと思っています。日記には、最後に“さてさ

て面白いことになってまいりました"と書くんです。そうやって距離をとって事態を改めて見直してみようということです。今までそうやってきたのです」

〈今回は、どういうふうにするのがよいかというお考えはありますか?〉

「この妻の状態をどうしたらいいのかなと思います。このままいくと退院して家に帰って家事とか手伝いつつ、自分が我慢して調整していると妻の機嫌がよくなる。家族が楽しそうにするのは嬉しいことです。でも、家族やみんなの機嫌をよくするのに自分が苦労しなければならないのはやはり大変です」

〈奥さんの機嫌が悪くなったらどうなるのですか?〉

「夜通し愚痴を聞くと機嫌が直ります。でも妻はそれを忘れてしまいます。だからそれが繰り返されるのです」

〈奥さんとは話し合えない?　お互いの気持ちがいいところに落ち着くようになるのは難しいですか?〉

「そうすることが必要だとは思うんですが、向こうは忘れてしまうのでね」

〈自分も辛いんだということを奥さんに率直に話すのはどうですか?〉

「それは無理だと思います。妻はなんで自分がいなくなると困るのに、自分を大事にしないのです。どうしてなのでしょうか?」

〈しかし失踪中は必死に捜してくれたし、元の職場に対しても怒っているし、あなたの身になって理解しようとしてくれています。あなたを大事と思っているはずなのですが〉

「率直に話すことを考えてみます」

　精神状態が安定し退院も検討される時期の第11回面接では、外泊中の家族交流が取り上げられた。

〈外泊はどうでした?〉

「子どもが逞しくなっていました。少し会わない間に成長したなと思いました。早く帰ってきてねと言ってくれました」

〈奥さんとはどうでしたか?〉

「上手くいきました。夜、自分も辛いんだと彼女に打ち明けました。そう

したら妻が自分の気分を聞いてくれてから話しかけるように配慮してくれるようになりました。それで私は楽になりました。妻はそれ以外にもいろいろ考えてくれるようになりました。自分としては風通しがいいです」

〈外泊の成果ですね〉

「私としては、もう外泊を重ねなくともいいかなと思います。両親は家庭に帰って大丈夫かとも考えています。子どもも早く帰るのを待っています」

その後入院40日目に彼は自宅に退院となった。

入院期間中に彼の抑うつ症状は、著明に改善した。ハミルトンうつ病評価尺度（HAM-D）は、28点から8点に低下した。解離評価尺度（DES）による入院半年前の時点での評価は、51.8%、入院後10日では、12.9%と改善が認められた。[2]

⑤考察

このケースは、うつ病と解離性障害の併存するケースである。治療では、健忘された記憶は相当程度戻り、職場状況への現実的な対応や家族との関わりの再建の作業が進められた。

この解離状態には、苦境に陥ってもうまく助けや休息の機会が得られない職場、家族状況が発生要因となっていた。そこには、職場や家族関係で生じる問題に対して自分に責任があると感じて無理をしてでも自分で対応しようとするパーソナリティ特性も関与していたと考えられる。

今後の再発を予防するためには、心理的に追い込まれるのを、自身で防ぐ対処法を身に着けることが重要である。そのためには、過剰に責任を感じて自分を追いつめる性質があることをよく把握し、周囲とのコミュニケーションを保って自分の状態を理解してもらわなくてはならない。また、自らの状態を冷静に把握し、自分の趣味を行う時間などを設けて自分のペースで生活することも有益であろう。彼の回復への道は、そのようにしながら時間をかけて生活を一段一段組み上げてゆくということから拓かれると考えられる。

2　HAM-Dは、7点以下でうつ病寛解と評価される。DESは、30%未満であると解離性障害と診断される可能性が低いと判断される。

Case 4　ケースの見方
職場から遁走し行方不明となったDさん

林　直樹

　このケースは、専門職に就いて長く働いていたが、転勤をして経済的プレッシャーや業務の負担が増大する中でうつ状態となり、それによってさらに追い詰められて解離性遁走を呈するに至った男性である。遁走では、この症例のように自殺念慮が生じていることが稀ではない。遁走の中では、社会的役割を全て投げ出してしまう、一種の社会的自殺とみることができる行動でもある。この症例のケース・フォーミュレーションを表6-1に示す。

　この症例は、自分の利益よりも周囲の意向に沿って行動しようとするパーソナリティ特性のある人物である。彼自身も自分が変わった人だと評されることがあるという。学生時代には、ボランティア活動で自分から負担を背負い込みうつ状態に陥ったエピソードがある。この特徴は、時に感情的になり厳しく当たる妻を「感情豊かな人」と素直に受け入れているところにも表われている。

　彼は、職場の労苦の中でうつ状態となり、それによって仕事上のミスを繰り返して周囲から非難されるようになった。解離性遁走が生じたきっかけは、この状況の中で職場上司から年度末に解雇される見通しであると告げられたことであった。

　遁走中の彼は、漫画喫茶などを泊まり歩いて、「自殺をするまでにやりたいこと」をする日々を送っていた。その間、意識変容、意識野の狭窄の状態が生じていたと考えられる。彼は、現実から乖離した内容のメールを家族や関係者に送るといった行動を見せていた。彼は、失踪して3週間後、警察官によって保護され、精神科病院で入院治療を受けることになった。

　入院治療が開始された当初、彼は希死念慮を述べつつ、深刻さに欠けた様子を見せていたが、ほどなくして落ち着いて、遁走中の記憶の健忘部分

95

表6-1　Dさんのケース・フォーミュレーション

評価領域	内容・説明
0.主訴、精神症状、精神機能（現症）、現病歴	・入院時、「死ぬ気満々です」と述べるが、入院治療を受け入れて、「今は自殺しません」とも述べる。 ・入院3ヵ月前からクリニックにてうつ病の治療を受けていたが、入院3週間前に遁走・失踪した。 ・20歳頃にボランティア活動で責任を果たせないことに悩み、うつ状態となった一時期がある。
1.先天的（遺伝的）要因・身体的要因	・報告されていない。
2.生育歴（発達歴の問題など）	・幼少期、活発な子どもであった。青年期にボランティア活動、被災地の救援などに携わった。 ・大学卒業後、工学系の専門的資格を取得して就労していた。職場で知り合った女性と結婚し、家庭を築く。
3.認知・感情・行動・対人関係	・基本的に相手を肯定的に見て受け入れようとする。 ・対人関係は良好だが、周囲の人々の厳しい意見をまともに受けて意気阻喪となりやすい。 ・感情的になりやすい妻に合わせて、その機嫌を害さないように気を遣っている。
4.自己イメージ・自己評価、同一性（長所・強みも含む）	・特別な問題は認められない。多彩な趣味を楽しむことができる。 ・パーソナリティには、自己犠牲を厭わない奉仕の精神に富む理想家的なところがある。
5.生活状況、および生活上の障害を生じている環境要因	・十分な収入を得る、職業的地位を守るというプレッシャーにさらされている。
6.病気、治療についての考え方、治療関係（面接者との関係）	・うつ病であることを受け入れている。解離性障害も後に受け入れている。

表6-2　Dさんの治療関係とその推移

	クライエント	治療者
治療についての思いのベクトル（時に現実的）	②治療者から受ける治療についての思いのベクトル ・治療開始当初、（深刻味の乏しい場違いな態度であったが）治療を受け入れると言明した。 ・まもなく現実的な姿勢で治療に取り組むようになる。	①クライエントへの治療についての思いのベクトル ・問題を理解し、援助しようとする。 ・社会機能の回復をサポートしようとする。
相手についてのベクトル（主に無意識・ファンタジー）	③上記以外の治療者への思いのベクトル（広義の転移）	④上記以外のクライエントから受ける思いのベクトル（広義の逆転移）
	治療関係に特別な問題は生じていない。	

を埋めてゆく作業を進めるようになった。そこでは、職場の中で状況的に追い詰められたことから遁走が生じたことが確認され、さらに、遁走中に書いた手紙やメールと記憶とを照合するうちに徐々に失われた記憶を回復していった。それと並行して、家族関係の修復などの退院に向けての作業が進められた。治療関係の推移を表6-2に示す。

　この症例の治療では、治療者の姿勢が患者にうまく適合しており、患者も協力的であった。そのため治療作業はスムーズに進行した。そこではまず、Dさんの心理的負担やストレスを強めないよう配慮しつつ、健忘されていた記憶の回復を促す作業が進められた。家族関係では、Dさんと妻の適切なコミュニケーションを保ちつつ、彼の自己表現を促す介入が行われた。この中で患者は、退院後の家庭生活や求職活動についての計画の検討を進めることができた。彼の妻は、時折厳しい姿勢を見せていたが、基本的にDさんの負担を軽くする配慮をしてくれた。これらの努力の結果、家族全体で彼を自宅に迎え入れるという形で退院が実現した。

　この治療の一つのポイントは、パーソナリティ特性を取り上げたことだった。Dさんには、自分が無理をしてでも妻などの周囲の人々の要請に応えようとして困難を背負い込むというパーソナリティ特性があった。彼

は治療の中で、その特性が解離症状の発生要因となっていることを認識することができた。彼がその特性に配慮して今回見舞われたような事態を回避することができれば、彼は、再び持ち前の高い能力を発揮することができるようになるだろう。

Lecture 4
解離性障害の心理療法①
——解離性障害の理解と治療

林　直樹

はじめに——解離性障害をどのように捉えるか？

　解離とは、特別に強い葛藤に曝された状況で、その葛藤にまつわる観念や感情が他の精神活動から切り離され、意識、過去の記憶、同一性（人格）などの統合が、全面的あるいは部分的に破綻する現象である。これは、1880年代からヒステリー症状の形成要因として使われるようになった用語である[1]。解離性障害は、この解離を主徴とする精神障害の総称である。ここでは、まずジャネ（Janet, P）や精神分析の古典的理解、解離性障害の基本的類型や重症度による分類、そしていくつかの治療法について見てゆくことにしたい。

I. 解離現象の古典的理解

　ジャネは、解離を意識の統合が失われて特定領域の機能が前景に出る状態として理解できるという仮説を発表した[2]。この解離の概念は、理論的、治療的に重要である。彼はまず、心的諸機能を統合してより高次の行動を可能にする機能として「精神の総合の能力」という概念を措定した。そして、この能力は、心的緊張力によって産み出されるものだと考えた。ヒステリーは、この心的緊張力の一時的な低下のために、意識もしくは人格（自我）の統合の低下、つまり解離が起こり、その結果、低級機能が前景化すると考えた。さらに彼は、ヒステリー諸症状の根底に意識野の狭小という特徴を認めている。この意識野の狭小のために、重要な心的機能が意識の範囲外、つまり無意識に逃れ出ることになる[1]。

　精神分析理論では、解離は局所論における防衛機能の一つとして規定されて

1　ジャネのいう無意識とは、解離によって自動的に振る舞うようになった意識という意味であり、精神分析的な無意識の概念とは異なっている。

いる。すなわち、そこでの解離とは、自我の統合を脅かす不安を生じる願望、思考、記憶などからなる下位システムが抑圧されて、無意識へと追いやられることによって、健忘が生じたり、逆に抑圧を抜け出て交代人格が生じたりするものと解釈される。

　解離現象が生じる原因として、ジャネは、実際に起きた過去の心的外傷体験や遺伝的要因、現実生活のストレスなどを挙げている。他方、フロイトは当初、発達期における実際の心的外傷体験をヒステリーの成因として重視していたが[3]、後には外傷体験を実在しないファンタジーだと考えて、エディプス期の無意識の葛藤こそが神経症の成因だと主張するようになった[2]。このフロイトの考えは、その後も解離性障害の理解にしばしば応用されていたが、1990年代において、患者の実際の心的外傷が解離現象の発生に関与していることが多く報告されるようになるとジャネの理論を再評価する動きが強まった。現在では、解離性障害とは心的外傷が適切に記憶に組み入れられなかったために生じるものだというジャネに依拠する理解が広く認められるようになっている。

II. 解離性障害の類型およびそこに見られる階層性

　解離性障害の代表的な類型としては、強い葛藤を生じる記憶の想起ができなくなる解離性健忘（dissociative amnesia）、強いストレスに直面して家庭や職場から突然失踪することを特徴とする解離性遁走（fugue）、二つ以上の他から区別できる人格状態が観察される解離性同一性障害（多重人格）（dissociative identity disorder）を挙げることができる。さらに、明らかな障害にまで到らない、小規模な類似の現象は、一般の人々にもしばしば観察される[4]。

　代表的な類型である解離性健忘、解離性遁走、解離性同一性障害では、この順で重症であると考えられている。解離性の健忘や遁走の発生には、強いストレスや葛藤を契機として発生するのが通例である。しかし、解離性同一性障害は、重大な契機なしに症状が生じる慢性化した病態として理解されている。

　図6-1に解離性症状、解離性障害の間の階層、ヒエラルキーを示す。

2　細澤仁著「解離性障害の治療技法（みすず書房、2008）」によれば、フロイトは、初期には患者の報告するエディプス期における実際の外傷体験をヒステリーの成因として重視していたが、後期には外傷体験を実在しないものとみなして、エディプス期的葛藤の検討へと重点を移して、解離についての言及を止めたとされている。

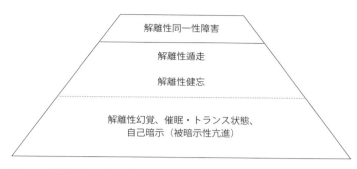

図 6-1　解離性症状・障害の階層モデル

　階層的関係とは、上層の障害では下層の症状が見られるが、下層の障害では、それより上の症状が見られることはないということである。最も下の層は、非特異的、非典型的な解離性症状である。ここからは、解離現象が広い裾野を持っており、一般の人にも見られるものであることが理解されるだろう。

III. 解離性障害の治療

a. 解離を解除する

　解離性障害の治療では、まず意識の狭小化（もしくは抑圧）によって心的外傷が意識されない状態を解除して記憶を回復することが目指される。そのために行われるのは、まず心的外傷の意識化を促す心理療法的介入である。さらにそれに伴う不安や緊張を軽減するために睡眠薬や抗不安薬の静脈注射が行われることがある。次に必要になるのは、患者の回復された記憶をその人の認識に組み入れて現実認識を強化する援助である。そこでは、呼び戻された心的外傷の記憶に関連して、強い感情が解放される除反応（abreaction）と呼ばれる過程が生起する。これは、しばしば苦痛や混乱を伴う過程であり、治療では、それを受け止めることが課題になる。それゆえ実際には、クライエントの辛い現実や記憶に直面する能力を推し量りながら、この過程を少しずつ慎重に進めるようにするべきである。

b. 療養モデル：休養を取り負担を減らすこと

　ジャネの解離性障害の治療論には、記憶を回復させる介入の他に、療養モデ

ルというべきものが含まれている。⁵⁾ ジャネは、その治療において、休養を取ること、そして現実的な心的葛藤を解消することを重視している。これは、「精神の総合の能力」が一時的に弱まって、意識もしくは人格（自我）の統合が低下して解離が生じるのだから、その能力の回復を休養によって促すことが治療になるという考え方である。

　さらに解離性障害の治療では、家族などの関係者とクライエントの関係の混乱を整理し、家族らが患者を支えるように介入することも重要な目標の一つになるだろう。呈示された症例 D 氏の治療でも、失われた記憶を回復させることだけでなく、生活状況や対人関係の混乱を収束させる介入が重要であったことが確認される。

c. パーソナリティ特性への対応

　パーソナリティ特性を考慮して治療を組み立てることは、もう一つの治療のポイントである。解離症状の発生にパーソナリティ特性が関与していることは一般に認められることである。すなわち、実際の症例では、患者のおかれた状況と患者のパーソナリティ特性との間の相互作用から葛藤が強まり、解離症状が生じていることがしばしば観察される。

　このような理解に基づいて、解離をもたらしたパーソナリティ特性の弱点を修正することは、治療の重要な道筋の一つとなる。症例 D 氏では、解離症状が出現する状況の検討から、過度に自分を殺して職場や家族の要請に応えようとするパーソナリティ特性を自覚することができている。それを生活の中で修正する努力を続けることは、その後の解離状態の再発を防ぐために役立つはずである。

d. 自殺リスクへの注意

　解離性障害と自殺未遂や自傷行為といった自殺関連行動とが関連していることは、従来から指摘されている。例えば、全生活史健忘がそれまでの人生や生活の全てを失うという障害であることから、それを代理自殺であるとする見方がある。⁶⁾⁷⁾ 症例 D 氏でもその治療の初期には、自殺リスクを考慮して治療を組み立てる必要があった。このような観点は、解離性の遁走や全生活史健忘の治

療におけるポイントの一つである。

おわりに

　本項では、解離性障害全般の治療についての議論が行われた。この種の精神障害の治療では、自然なペースに任せる形で記憶の回復が進んでゆくことが多く観察される。しかし、状況的困難が顕著で希死念慮が強いケースや、症状によって自分を守る意図が透見される（いわゆる疾病利得の認められる）ケースでは、スムーズに回復しないこともある。[8]　また、患者のパーソナリティ特性が発症契機と関与しているケースでは、それへの対応を進めることが再発予防の重要な課題となる。この問題とされるパーソナリティ特性は容易に変化しないことが少なくないが、その修正の努力を積み重ねる中で新しい対処法や生活スタイルが作り上げられるならば、それは解離性障害の再発防止に大きな力となるはずである。

文献

1) Ellenberger, H.（1970）*The discovery of the unconscious: the history and evolution of dynamic psychiatry*. New York: Basic Books.〔木村敏、中井久夫監訳（1980）『無意識の発見』弘文堂〕

2) Janet, P.（1910）*Les nervosas*. Paris: Flammarion.

3) Freud, S.（1893）「ヒステリー現象の心的機制について」*Über den psychischen Mechanismus hysterischer Phänomene*.〔ヒステリー研究　科学的心理学草稿」懸田克己、小此木啓吾訳（1989）『フロイト著作集7』人文書院〕

4) Ross, C. A, Joshi, S., & Currie R.（1990）Dissociative experiences in the general population. *Am J Psychiatry* 147: 1547-1552.

5) Janet, P.（1925）*Les médications psychologiques*. New York: Macmillan, 1925.

6) 大矢 大（1997）「A 病因 解離性（転換性）障害」『臨床精神医学講座5　神経症性障害・ストレス関連障害』中山書店、430-442 頁

7) 高橋祥友（1989）「全生活史健忘の臨床的研究」『精神神経学雑誌』91、260-293 頁

8) 林 直樹（2004）「解離現象にどう向き合うか？」『こころの科学』104-111 頁

第7章

Case 5

もう一人の自分と出会うという
テーマを抱えるEさん

後藤かおる

①ケースの概要

● **E さん　初診時 30 代前半　女性**

　主訴：Eさんは初診時、「娘が受け入れられない。自分の女性性も受け入れられない。母のことが関係していると思うがそれをうまく話すことができない。子どもを受け入れて、育てられるようになりたい」と訴えていた。

　家族　原家族：父親60代、自営業。母親50代、専業主婦。同胞なし

　　　　　現家族：夫30代、会社員。長女（F）1歳

　生活歴：専門技能を活かして事業で成功し、「社会は男が作っている」と豪語する男権主義の父親、「専制君主のような完璧な主婦」の母親の下で育つ。中学頃より金縛りや悪夢に苦しむ。大学卒業後父親と同じ職業について活躍していた。30代で結婚して妊娠した。しかしEさんは、それを「望まない妊娠」だと感じて「うつ的」になる。長女（Fちゃん）が生まれたが、「愛情がまるでわからず」「ひどいうつ状態」となり、娘に手を上げたために精神科病院に1ヵ月入院となった。診断は「適応障害と特定不能のパーソナリティ障害」であった。退院後、娘を夫の実家に預け、通院しつつ心理療法を開始することになった。

②治療設定

　カウンセリング・オフィスにて週1回50分（第40回より隔週）の面接が実施された。通院は、継続していたが、Eさんの希望で投薬は行われていない。

③治療初期の把握（解離が明らかになった時期のもの）

　Eさんの受け入れがたい女性像とは、支配的で攻撃的な母親像に由来するようであった。母親とEさんは融合関係（葛藤含みの密着）にあり、Eさんは男尊女卑の父親に同一化しているようだが、父親からの情緒的サポートも得られなかった。情緒を十分に受容された体験がないEさんは原家族から心理的に自立できず、親（特に母親）への負の感情を整理できずにいたようだ。母親のように完璧な母親をやろうと努力するも限界となり、Fちゃんを虐待して入院に至ったのだった。他方、Eさんの知的な高さや情緒的豊かさは彼女の強みと感じられた。

　心理療法では、虐待回避・現実適応を重視し、Eさんの感情の支持・整理を行い、原家族からの自立（母子境界の強化）を支援し、主訴となっている問題の解消を目指したいと考えた。

④心理療法の経過（回数計55回、期間：約1年9ヵ月）

第Ⅰ期　（第1回～第6回面接）

　Eさんは、スーツに身を包み、カウンセリングルームに入るや、「ここに来たかったわけではない。『子どもや女性性を受け入れられない』と医師に言ったら、『母親のことが関係しているだろうからカウンセリングで話しなさい』と言われて来た。でも話したくない」と攻撃的な姿勢を示した。〈ここでは何をしたら……？〉と問う治療者に「Fを手元で育てたい」と言う。Eさんは怒りの詰まった岩のように思われ、治療者は圧倒されつつ〈Eさんが入院に至ったのには、そうならざるを得ない背景があり、いろいろな思いもあっただろう。話せそうなことを言葉にして、一緒にFちゃんを育てられるよう考えていきたい〉と伝えるが、Eさんは憮然とした表情だった。

　次の回、〈前回、話してみてどう感じましたか？〉との問いに「ざわざわする。秋の夕方に黒い葉を見上げる感じ」とEさんは応じ、「入院は自分を罰するためにしたのだ。話をして楽になるつもりはなかった」と言う。〈つらいのに、妊娠、出産、育児…とよく頑張ってきたのでは？〉と返すと、「入院した時、父には笑われ、母にはののしられた」「母は完璧で、私がどんなに頑張っ

ても否定する」「いつも『お母様は立派、Eが悪い』になる」と声を荒らげる。

　Fちゃんが預け先（夫の実家）から戻ることが決まると、「育児っていらつく。入院前は完璧にしようと24時間気を張っていた」と吐き捨てるように言うので〈"ほどよいお母さん"でいい〉〈セルフ・モニタリング。人に頼る。力を抜く……〉とスキルを伝えるが、表情は暗いままであった。そして、「10代の頃から記憶が飛ぶことがある。自分の時間が消えていて怖い」と解離症状があることが語られた。

第2期　（第7回～第11回面接）

　育児の再開　Fちゃんが預け先（夫の実家）から戻ってきた。「飛びついてきたFを見て、寂しかっただろうと思った」と言うEさんに、〈寂しさを分かってあげられるお母さんだ〉と返すと「"お前はダメな母親だ"と母に言われ続けてきたから、そう思っていなかった」と戸惑いを見せる。「ケアが上手な」夫のサポートを得つつ、Fちゃんの養育が再開された。

　Eさんは、母親を恐れ憎みつつも、体調を崩してはFちゃんを連れて実家に行き、母親にののしられ「やはり正しいのは母で悪いのは私？」と混乱を繰り返した。〈Eさんは悪くない〉〈EさんはEさん、お母さんはお母さん〉と母子の境界作りを支持するが、「母は、散々わめいて破壊しつくし、怒りの波が引くとしれっとして、私は訳が分からなくなり、心と体が離れる。小さい頃からこの繰り返し」「私は女性に憎しみがあって、憎しみがひどくなると記憶が飛ぶみたい」「自分でない人が母を怒鳴っていた」ことが語られる。主治医は診断書を用意し、保育所にFちゃんを預けられるように調整した。治療者は主治医との間で「別人格には焦点化しない方針」を共有する。別人格の存在（？）は、治療者にとって正直不気味であったが、ともかくEさんをまとまりのある一人の人間として理解して抱えよう（ホールドしよう）と考えた。

第3期　（第12回～第20回　別人格登場？）

　珍しくパンツルックで来室したEさんは、「私は女性に見えるか？」と挑発的に問うてきた。治療者が率直に〈見える〉と答えると、「へえ！　見えるんだ」と馬鹿にしたように大笑いした。次の回、「前回は現実感がなかった。こ

こで話していた人（パンツルックの人）を、別の自分が見ていた」ときつい表情で語った。別人格が登場してきたかと治療者はうろたえるが、〈自分を守るために、自分の感情と距離を取るということがあるのかもしれませんね〉と伝える。次の回、「前回、自分は女子でもいいのかなと少し思った」との言葉が出るが、その直後にEさんは咳き込む。咳は、女性性の受け入れに抵抗するかの如くなかなか止まらず、治療者が水を持って来てようやく落ち着くという一幕があった。「女の人が怖い」と呟くEさんに、〈治療者も怖い？〉と転移感情を問うと、「最初は怖かった」とEさんは認める。Eさんの攻撃性や人を見下す感じ（治療者の逆転移）は恐れや不安の防衛で、Eさんが親から味わわされた感覚が治療者に投げこまれたものと理解可能であり、母親の攻撃性もまた、恐れや不安の防衛かもしれないと治療者は考えた。

　面接で「隣の部屋（誰もいない部屋）に誰かいる」と怖がった後、数回のキャンセルがあった。その後、久々に来室したEさんは、暗い表情で「内にこもって音楽ばかり聞いていた」「Xという音楽家が好きだが、子どもに向かない冷たい世界」「Yという音楽家はXの真逆。あたたかくてしっかりしていて憧れる」と言う。〈XとYは真逆。Eさんの中で両者は分断されているのでしょうか？〉と問うと肯いた。〈どうなったらよいでしょう？〉という問いには「つながったら良いのかな」と呟く。次の回に「前回は現実感がなかった。借りた記憶のないYのCDがうちにあった。誰かが借りてきたのかしら？それを見ているとぼうっとして……」と解離を起こしかけたことを語った。そして「このごろ自分は内側にいる感じ。内側って別の時間や記憶があるところみたい」と呟くEさんは、あたかもこれまで解離で失った時間や記憶を探しているかのように見えた。

第4期　（第19回〜第36回面接　二つの世界をつなぐ？）

　その後、Eさんは「〈女性＝陰＝Xの音楽〉と〈男性＝陽＝Yの音楽〉は、分断されていると思っていたけど、XとYの両方の要素がある曲を見つけた。それは子どもの歌で、子どもの歌なんて大嫌いだったけど、これならいい」と話し始めた。そして、「嫌だったけど、女性性を受け入れないと自分らしく子育てできない」と言って咳き込んだ。「怒りは少し収まり、Fを可愛いと思う」

と語るが、F（2歳）の甘えやわがままに辟易して意識が飛ぶこともあったという。

　甘えについては、「母は甘える子が嫌いで、私は甘えられなかった」「母も親に甘えてこなかった」と回想する。〈甘えや自己主張は子どもにとって大切〉と言うと、ややあって「Fがわがままを言えるのは良いことなのかな」と呟く。また、「母は、厳しかった親（Eさんの祖母）を嫌いで、祖母と似ている私はよく当たられた」と言うので〈Eさんのせいではない。母親は、Eさんに自分の母親（祖母）を投影していたのかもしれない〉と返すと肯く。また、「母の実家は早死にの家系」「父は病気嫌いで、母は病気になったら夫に捨てられる不安があるらしい」ことも語られたので〈お母さんは不安のせいで攻撃的になるのかもしれない〉と伝えた。

　消耗した様子で来室した回には、「母にこれまでの思いをぶちまけた。『嫌だと言ったのに産めと言い、私を散々否定してきた！』と。でも母は頑として謝らないので、怒りが抑えられずに服薬した」ことを語る。さらに「母を傷つけた」と落ち込み、「母も私も相手が思い通りにならないと怒り、相手を拒否する。私が変わる必要があるのかな」と呟く。

　解離について「自分の部屋に私好みでないYの曲があったり、買った覚えのないスカートがあった。私でない誰かの仕業？　その人はわざわざ出てくるのだが、そうなると私がぼうっとするみたい」と不気味そうに言う。〈ぼうっとしたり、曲を聞いたり、Eさんに必要なことをしてくれるみたい〉と返すと、Eさんは「そんな考え方があるのか」と驚いた声を出す。

　ある回にEさんは、「椅子に長い髪の毛が落ちている」と憤り「女性がヒステリックにわめいて落としたんだ」「女性は皆ヒステリックだから」と不気味そうに連想する。治療者は〈そうでない人もいるのでは？〉と小声で呟きつつ、髪が落ちていたことを謝罪した。

第5期　（第37回面接　夢）

　次の回、Eさんは髪が落ちていないことを確認し、「治療者は怖がり？　怖がりならやめるけど」と一笑いしてから、暗い顔で「怖い話」を始めた。「実家では時折、聞こえるはずのない音が聞こえ、父から“幽霊が出てもおかしく

ない所”と聞かされ、実家がずっと怖かった」と呟く。そして、「昔から同じ夢を見る。実家のトイレが廃屋になっていて、うめき声が聞こえる夢」「最近またその夢を見た。今回は、夢の中で、思い切って、うめき声の方に行き、声のする部屋を開けてみた。そしたらそこに、少女がいて、私を見ていて、その子が『私は、あなただ』と言った。…怖かった」と語る。そして、「…でも目が覚めたら、自分がしっかりした気がして、“あの子は私の感情の一部だ。私の中の憎しみや悲しみが分離して、あの子になっていたのだ”と思えた。…これまで私は憎しみや悲しみを見ないふりをしていた。実家も父も母も嫌で、逃げることしか考えていなかった。でも、本当に逃げたくて怖がっていたのは、自分の感情——憎しみや悲しみ——だったのだ」と気付きを語った。

第6期　（第38回〜第55回面接　夢の後）

　夢の話の後、「母のことは受け入れられる感じ。娘といて楽しい。面接を隔週にしてほしい」と申し出があるのだが、ほどなく、「父に激しく意見された直後に気を失って倒れた」ことが語られる。それについての質問に「思い出したくない、考えるとぼうっとする」と解離を起こしかける様子になったので、詳細は聴取できなかった。しかしそこでのやり取りで、Eさんたちが両親から過剰な経済的援助を受けていることが判明したので、〈実家からの過剰な援助は、支配されることにつながらないですか？〉と問うと、Eさんは当初反発したが、その後経済的援助を断って、親ともめることが減ったことが報告される。「母への激しい感情はなくなったし、Fがかわいい」「母はまだ私の入院を怒っているし、父をののしるけど、母には母の良いところがある」「母はFがかわいいみたい。女の子が好きみたい」と言う。解離はほぼなくなり、「ぼうっとする時間も必要。入院前は完璧を目指して破綻した。最近はぼうっとしている間に、もう一人が頭の中を整理してくれる。もう一人といっても人ではなくて、頭を整理してくれるシステムなんです」という。XとYについては「以前、Xは私が好きな音楽家で、Yは別の人が好きだった。今ちょうどよくなって半々みたい」「自分らしさを階段を作りながら登っている感じ」「育児は、母や友人に助けてもらいながら、夫と一緒にやっていけそう」「最初の1年はうなされたように話していろいろ考えさせられた。何かあればまた来ます」ということ

で治療終結となった。

⑤考察

　本ケースのメインテーマは母子関係であろう。Eさんの母親は、愛着の問題を持ち支配的・攻撃的になってしまう人である。そのためEさんには、「母親は完璧で正しい。悪いのは私」と考えるようになり、Eさんの負の感情（憎しみ、悲しみ、恐怖等）は封印され、解離症状や別人格が形成されていったと思われる。家族システム的に言えば、母親－Eさんの融合関係（葛藤含みの密着）ができ、父親は二人から逃げ、母親－Eさん関係が強化され（悪循環の形成）、Eさんが原家族から心理的に自立できない状況が固定化されたと考えられる。

　最初は治療に抵抗していたEさんだが、徐々に母を語り、解離の体験を報告するようになる。別人格の登場に治療者はうろたえつつ、別人格は〈Eさんを守り〉〈必要なことをしてくれる〉存在だと意味づけ、恐れたり排除しなくてよいものだと伝えた。Eさんは、性質が真逆の二人の音楽家の作品に出逢い、治療者とのやり取りの中で「自分の中に分断されたものがあるが、両者をつないでいけたらよい（統合したい）」と述べた。

　Eさんは「内側」にこもり、失った時間を探るかのような時間を過ごした後に、夢を見る。夢で「実家のトイレが廃屋」なのは、「実家は（感情を）排出する場が壊れている」ことの象徴であろうか。長年のうめき声の正体を見に行ったEさんは、少女に出会う。そこで「少女は、見ないようにしていた自分の感情（憎しみや悲しみ）が分離して生まれたものだ」「怖がっていたのは、自分の感情だった」と気付き、「しっかり」した状態を回復する。Eさんの抱えきれない負の感情（憎しみ、悲しみ、恐怖等）は分離され、外界に投影され、夢の中のうめき声や実家の足音、別人格の気配になっていたのではないか。以後、女性性、母親、娘Fちゃんの受け入れが促進されていくのだが、これはEさんが夢の中で「怖い声の方に行」けた、すなわち負の感情を認められたことが後押しした変化であろう。実家の過剰な援助を断ったことは現実的自立を促し、「母親はFをかわいいみたい」という発見は、「母親は自分のこともFのように可愛がってくれたのだ」と母親の愛情を実感することとなり、それがEさんを力づけただろうと考える。

Eさんの力が感じられるケースである。面接では、現実的助言も混ぜながら、Eさんへの共感的理解と支持、Eさん-母親の境界づくり（悪循環の打破）、母親理解の共有を主に試みた。また、結果的に治療者は、うろたえ怖がり（情けないが）、謝りながらEさんを支持する存在として、母親とは異なる女性像を示すことになった。父子関係の課題は残ると思われるが、治療者は、Eさんの意向を尊重してそこに踏み込まない選択をした。

Case 5　ケースの見方
もう一人の自分と出会うという
テーマを抱えるEさん

林　直樹

　本書の第5のケースEさんは、面接中に人格転換現象が観察されたクライエントである。[1]臨床診断は、特定不能のパーソナリティ障害と適応障害ということである。しかし、この症例の治療経過は、パーソナリティ障害よりも、解離性障害のそれと読むことができる。そのケース・フォーミュレーションを表7-1に示す。

　Eさんは、治療者に挑戦的な態度を示していたが、治療開始後2ヵ月になると、自分が否定されてきた体験を語り始めた。彼女が受けている治療の印象は、「秋の夕方に黒い葉を下から見上げている感じ」と表現されていた。その時期には、記憶が飛ぶ、購入した記憶がないものが自室にあるなどの解離症状が報告されている。治療開始後4ヵ月になると、面接において現実感のなさがしばしば訴えられ、さらに、男性的に振る舞う（男性的な人格部分が出現する）ことが観察された。

　治療者は、通常のものと異なる人格部分が現れても、人格を全体として捉える（ホールドする）という方針に基づいて、別人格がクライエントにとって意味のあるものであることを伝えるという介入を行った。それは、クライエントが母親との関係について考えるという展開をもたらした。その後、母との交流において母の心理的状況を思い、それを理解しようとする面接が行われて、自分が母に振り回されたことが自覚されるようになった。その後、クライエントが母に自分の感情を表出するエピソードがあっ

1　このケースには、確かにパーソナリティ特性との繋がりが想定される症状があり、なおかつ出産を機に問題が先鋭化したという特徴がある。しかし、生育史における問題が報告されておらず、従来から健忘などの解離症状が報告され、経過中も現実感のなさなどの解離症状と解される訴えがあり、母親や子どもとの関係について洞察が進むと問題が消えていった経過から、パーソナリティ障害よりもむしろ、解離性障害として捉えるべきだと考える。問診によって子どもに手を上げるなどの問題行動に健忘が伴われていることなどが確認されれば、いっそう解離性障害を考えなくてはならなくなるはずである。

表7-1　Eさんのケース・フォーミュレーション

評価領域	内容・説明
0.主訴、精神症状、精神機能（現症）、現病歴	・「自分は、女性性や子育てを受け入れられない」が「娘を育てられるようになりたい」などと本人自身の女性性についての迷いがある。 ・子どもに手を上げてしまうなどの問題のため、精神科病院に1ヵ月間入院していた。
1.先天的（遺伝的）要因・身体的要因	・報告されていない。
2.生育歴（発達歴の問題など）	・完璧な母親、支配的で男尊女卑の父親に十分肯定されてこなかった。生育史における特別の問題は報告されていない。 ・20代で結婚、一児をもうける。
3.認知・感情・行動・対人関係	・女性性、子育てについての自己懐疑、葛藤が強い。しかし、他の特別の問題は報告されていない。
4.自己イメージ・自己評価、同一性（長所・強みも含む）	・両親から女性である自分は評価されないと感じていた。男性のような自分という自己像があるかもしれない。 ・知的に高く、情緒的に豊かという強みがある。
5.生活状況、および生活上の障害を生じている環境要因	・夫は、周囲に気配りをすることができる人物である。
6.病気、治療についての考え方、治療関係（面接者との関係）	・「子育てができるようになりたい」と言って治療は求めているが、カウンセリングに否定的な姿勢も見せる。

た。そこでは、「母は自分の非を認めない」と憤るが、その後すぐに「母を傷つけた」と自責的になるという動揺が見られた。これは、母親と自分の置かれた心理的状況についての認識を広げたことによって生じた動揺であり、その中でクライエントは、母との関係についての洞察をさらに深めることになった。

　彼女は、この過程の中で自分の中の感じ方・考え方に二つの系列がある

表7-2 Eさんの治療関係の推移

	クライエント	治療者
治療についての思いのベクトル（時に現実的）	②治療者から受ける治療についての思いのベクトル ・「子育てができるようになりたい」という。	①クライエントへの治療についての思いのベクトル ・支持、感情の調整を志す。 ・クライエントの人格全体をホールドしようとする。
相手についてのベクトル（主に無意識・ファンタジー）	③上記以外の治療者への思いのベクトル（広義の転移） ・自分は「カウンセリングを求めていない」と挑戦的。 ・男性的としての振る舞いを見せる（部分的に健忘を残す）。 ・解離現象や夢の体験において自分を表現し、自分を確認する。	④上記以外のクライエントから受ける思いのベクトル（広義の逆転移） ・「怒りの詰まった岩」のような、相手を見下しているという印象を抱く。 ・人格転換に驚き、不安を感じる。 ・クライエントの分裂していた部分の統合の過程を目撃する。

ことを意識するようになる。このテーマは複数の人格が存在することのいわば変奏曲であり、統合のテーマへと通じてゆく。治療者は、二つの系列の双方を受け入れ、意味のあるものだと捉えなおすことを勧めた。Eさん全体をホールドしようという治療者の関わり方は、彼女の二つに分裂した「系列」を統合する動きを促進したと見ることができる。

　Eさんは、治療者の目前で、うめき声を挙げている少女（憎しみや悲しみを体験している自分自身）に出会うなどのさまざまな解離現象もしくはそれに類似の体験を報告する。治療者は、この過程においてこのドラマティックな展開を目の当たりにする目撃者もしくは観客となり、さらに治療の終結へと向かう過程において証人としての役割を担っていたように見える。治療関係の展開を表7-2に示す。

　クライエントは、その治療過程を独特のやり方で表現した。生き生きとした反応を示す治療者から、彼女は自分の表現の手ごたえを感じることが

できただろう。そこには、ピッタリと組み合った二人組ができていたように思われる。

　全体を通じて眺めるなら、いくつかのドラマティックな局面を経ながら、多くの課題が達成された治療であったといえる。治療開始当初にカウンセリングの印象を「秋の夕方に黒い葉を下から見上げている感じ」と表現したことが報告されている。そこには、もちろん彼女の治療に乗り気がしない心境が表現されているのであるが、同時に「黒い葉」の向こう側には秋の夕日の燦々と降り注ぐ空間が広がっていること、つまりカウンセリングによる回復の希望が見えていることも表わされている。

　治療者はクライエントに対して新しい母親的存在として関わったと考察している。その考察のように治療者は、彼女の母親とは異質の、相手を受け入れようとする女性である。確かにそれによってクライエントは、自分の母親に対する見方や女性性を巡る葛藤に取り組むことができるようになった。しかし筆者は、治療者のした仕事は、実際の母親と異なる関わり方をしただけではないと思う。投げかけられたものを含みをもって受け入れ（コンテインし）、それを熟成させて味わいを深め、さらにその豊かな含蓄を感じ取ることができる場を提供することも積み重ねていた。それは、自己の発見、統合の過程を促進したに違いない。筆者は、このような治療者の仕事が治療の展開の基盤になったと考えることができるように思う。

Lecture 5
解離性障害の心理療法②
——解離性同一性障害

林　直樹

はじめに

　解離性同一性障害（多重人格）（Dissociative Identity Disorder: DID）は、一人の人間に別の人格が宿るように見えることをその特徴とする、重症で慢性の解離性障害の一形態である。人格とは一般に、統合されているものだという想定があるが、実際には、多重的な精神活動の複合体であり、ある程度の一貫性はあるものの、そこに互いに相反する活動パターンがしばしば生じるものである。解離性同一性障害とは、そのような多重性が、明らかな器質的要因の関与なしに大規模に生じる現象だと見ることができる。

　DID は、その存在や治療法をめぐって多くの論争が展開されてきた問題含みのテーマである。1990 年代には、DID 症例の急増が報告され、その治療論が大きな盛り上がりを見せる時期があった。しかしその後、その行き過ぎに反発する動きが顕在化している。ここでは、DID をめぐる考え方の変遷を概説し、その治療のあり方について考えてみたい。

I. 現代の解離性同一性障害（DID）の概念

　DID は、「解離性障害の心理療法①」で示したように他の軽症の解離症状の基礎の上に発展する重症の解離性障害と捉えられている。その病態理解は、現代の国際的に用いられている世界保健機関（WHO）や米国精神医学会の診断基準（ICD-10-DCR 1993、DSM-IV 以降）に見ることができる。例えば、DSM-5 の診断基準の基準 A では、「二つまたはそれ以上の、他とはっきりと区別されるパーソナリティ状態によって特徴づけられた同一性の破綻で、文化によっては憑依体験と記述されうる。同一性の破綻とは、自己感覚や意志作用感の明らかな不連続を意味し、感情、行動、意識、記憶、知覚、認知および／または感覚

運動機能の変容を伴う…」という記述がある。そこでは従来の診断基準（例えばICD-10〈1992〉にある）「別個の人格が一人の人間に宿る」といった非現実的な記述は払拭されている。さらに、DSM-5診断基準Bにおいて「日々の出来事、重要な個人的情報、および／または心的外傷的な出来事の想起についての空白の繰り返しがある」という記述があるように、解離性健忘が観察されることが診断の条件とされる。ここでは、DIDが健忘という単純な解離症状を基礎に発展したより病理性の高い現象として、つまり第6章レクチャーの図6-1に示した階層的構造に従うものとして理解されていることが示されている。

II. 心理療法モデルの変遷

DIDの心理療法でもいくつかの大きな変遷があった。古くは、フロイトの概念に依拠して、抑圧を解除して治療しようとする考え方が主流であった。すなわちDIDの治療では、交代人格が自我の統合を脅かす不安を生じる願望、思考、記憶が抑圧によって無意識へと追いやられた結果として生じるものであり、不安を乗り越えながら解釈によって意識化を進めることによってDIDが解消されるという考えである。しかし、DIDのクライエントにおいて実際の生育史における虐待が高頻度で認められることが明らかにされ、ジャネの理論と結びついたハーマンの虐待病因説[1]が発表されてから情勢が大きく変化した。そこでは、DIDの別人格の出現を心的外傷体験に起源のあるものと認め、その影響を修復することを主眼とする多くの治療論が展開された。

その治療では、心的外傷の記憶の回復、それに伴う感情の解放・解消が進められる除反応（abreaction）を促すこと、さらにその心的外傷を体験したことを人格に統合する心理療法的介入が進められる。

ここからはさらに、ファンデルハルトら[2]の治療のような交代人格とそれを実際の人格のようにみなして関わるアプローチが発展した。そこでは、①交代人格とそれぞれよい関係を結び安全感を育む、②外傷体験を回想しそれに対する喪の作業を進める、③交代人格に代表される人格のさまざまな側面の統合を進める、といった作業が進められる。安の総説[3]は、この時代の論考をまとめるものである。

しかし1990年代後半、米国では、解離性同一性障害の治療の中で導き出さ

れた架空の虐待の記憶をもって患者が親を訴え、さらに訴えられた親はわが子を洗脳したとして治療者を訴えるという事件が頻発した。この事態には、偽りの記憶症候群（false memory syndrome）という名称まで与えられた。これは、解離性同一性障害の治療がイデオロギー的に利用された結果だとする見解がある。[4]このような事件は、交替人格を実際の人格のように扱うアプローチには、DIDの病理を一層複雑なものにする恐れがあることを示している。

　このような経緯の中で、このモデルは、第一線のものと見なされなくなっているようだ。それは、米国の代表的な精神医学の教科書である『カプラン臨床精神医学テキスト』の記述の変化に見ることができる。すなわち、その第9版（2003）では、DIDの治療として心理療法による人格の「統合」や「解消」が強調されていたのだが、第10版（2007）からは、「統合」「解消」の部分はそっくり削られてしまった。それに置き換えられたのは、「DID患者の治療では、心理療法家がさまざまな心理療法に精通していることが望ましい。複数の自己システムの複雑な関わり葛藤を体験している患者には、家族療法やシステム論を応用して理解することも有用である。（第11版2015）[5]」というシンプルな記述である。このような変化には、DIDへのセンセーショナルな取り扱いは影を潜め、一般に観察される精神病理現象として扱われるようになってきている流れを認めることができるように思う。

おわりに

　このような概念の把握、治療モデルの目まぐるしい変転をみると、DIDには、やはり人々を惑わす性質があるのではないかと思えてくる。その治療を進めるためには、視野を広く保つことが必要だと言えるだろう。そこではまた、他の精神病理現象と同様の一つの精神障害として扱うという視点が必要なのではないだろうか。ジャネは、DIDの患者に対して、過去の外傷的記憶を、催眠術を応用して意識化させるといった特殊な治療の他に、第6章のレクチャー「解離性障害の心理療法①──解離性障害の理解と治療」で述べた心理的葛藤の源から遠ざかることや休養を取ることといった一般的な療養も推奨している。これは、第6章のレクチャーで示した階層モデル（図6-1）からみるなら、解離性の健忘や遁走の治療における基本的な考え方がDIDにも適用可能だという

ことであり、むしろ当然のことと考えられる。このような発想は、ごく常識的
なものであるのだが、エキセントリックな議論をわきおこしてきた歴史を持つ
DID を扱う上で決して忘れてはならない視点であるように思われる。

文献

1) Herman, J. L.（1992）*Trauma and recovery*. New York: Basic Books.

2) Van der Hart, O., Van der Kolk, B. A, & Boon, S.（1998）Treatment of dissociative disorders, *Trauma, memory and dissociation*. edited by Bremner, J. D. & Marmar, C. R. Washington, D.C. : American Psychiatric Press, 253–283.

3) 安克昌（1997）「B 診断と治療解離性（転換性）障害」『臨床精神医学講座5 神経症性障害・ストレス関連障害』中山書店、443-470 頁

4) Piper, A. & Merskey, H.（2004）The persistence of folly: a critical examination of dissociative identity disorder. Part I. The excesses of an improbable concept. *Can J Psychiatry* 49: 592-600.

5) Sadock, B. j, Sadock, V. A, & Ruiz, P.（2015）*Kaplan and Sadock's Synopsis of Psychiatry, 11th Ed.* Philadelphia: Wolters Kluwer.

第**8**章

Case 6
恋愛関係で
問題が多発するＦさん

山口剛史

①ケースの概要

● Ｆさん　30代後半　女性　無職（カウンセリング開始時）

主訴：「恋愛のことになると感情のコントロールができない。特にアンガー・コントロールがうまくいかないので治したい」「前の医療機関では境界性パーソナリティ障害（BPD）と診断されている」と訴えていた。

家族歴：現在は両親と弟の4人暮らし。父親は自営業で、Ｆさんが幼少の頃から気性が激しく、思い通りにならないとすぐ「家から追い出すぞ！」など脅すような言い方で怒鳴ることが多く、殴られたり蹴られたりすることも少なくなかった。母親は双極性障害で感情の起伏があり、父親のＦさんへの暴力を黙認し、Ｆさんに厳しい態度で接することが多かった。弟は幼少期から喘息がひどく体が弱いため、Ｆさんとは違って大事にされていることが日常的で、Ｆさんはしばしば理不尽な思いを抱くことがあった。

生活歴・現病歴：幼少期から家庭内で安心感を持てることがずっとなかった。小学校ではいじめられていた。その頃から「死にたい」と思う気持ちがあった。中学になってもいじめに遭い、別の地域の祖父母の家で暮らすこととなった。転校して来たということでしばらく馴染めず、祖父母の対応も冷淡だったため孤独感が強かった。高校では非行傾向のある友人関係が目立ち情緒も不安定な状態が続いた。高校時代に初めて精神科へ通院した。大学時代には友人関係に

1　このケースのＦさんからは、ここに報告することの承諾を得ている。しかしここでの記述では、プライバシー保護のため、本人が同定されるのを防ぐため十分な変更がなされている。

恵まれたものの、恋愛関係で情緒が不安定になり、学生相談室を利用したのだがそれを継続しなかった。その状況の中で彼女は、見捨てられ不安が生じると彼（恋愛対象）に対して過剰に束縛をして、思い通りにいかないと自殺未遂をするようになる。さらに、過敏性腸症候群（IBS）の症状が目立つようになり、電車や飛行機などの乗り物に乗れなくなった。大学卒業後は水商売でのアルバイトなどを始めるが、恋愛関係は安定せず、自己肯定感が低いことから必要とされると嬉しくなり、不誠実な男性であっても関係が続いてしまうことが繰り返された。そのような中で来談の1年前から以前からの友人と同棲を始めるが、彼がアルコール依存の傾向があったため暴力が繰り返されて、Fさんとの喧嘩が絶えず、Fさんの過量服薬が頻発するようになり、来談の半年前に両親が介入して実家に引き取られることとなった。実家の近くの心療内科にて、BPDの診断を受け、カウンセリングの必要性から当機関への紹介となった。

②治療設定

私設相談室でのカウンセリング。

③治療初期の把握

虐待に匹敵するような既往があり、遺伝的な要因か、虐待の影響かははっきりしないものの衝動性が高い傾向があり、行動化を起こしやすい。見捨てられ不安が強く、自分を必要としてくれる男性に依存してしまい、トラウマ体験を重ねる結果になっている。生活歴から安定した人間関係を築くことが難しいことが想定されるため、まずは恋愛に傾倒しない状態を保ち、カウンセリングで安定した関係を形成することが最優先と考えられた。また、感情に振り回されて客観性を失い衝動的な行動を取って関係を悪化させてしまうことが多いので、カウンセラーが補助自我のような機能を果たして、良好な対人関係を築くためのフォローを行う必要があると考えた。さらに、背景にある孤独感やさみしさなどの感情に焦点を当てていき、幼少期の不適切な愛着関係の修復や数々のトラウマ体験に対して介入していくこととした。

④心理療法の経過

第I期　治療関係の構築とこれまでの関係パターンのアセスメント（カウンセリング開始〜2ヵ月後）

　初回面接では「自分はBPDで恋愛のことになると感情的になってコントロールができず、すぐ"薬飲んでやる"と脅して関係が悪くなる。彼は昔からの男友達との時間を大事にしていて、そっちを優先することが多かったため喧嘩が絶えず、関係がどんどん悪化して自殺を図ってしまった」「今は両親から家に置く条件として、彼との連絡を絶つように言われていて、しばらく連絡はしていない」「彼に対してもっと穏やかにやりとりができたんじゃないかと悔やまれる。彼に限らず男性との関係はいつも同じようになってしまう」など、勢いよく語る。〈きっとBPDの特徴から、目の前のことに、過去のつらかった体験も重ねて見えてしまうのでうまくいかないのではないか〉と背景的な問題にも言及すると、「自分はいつも大事にされなかったので、"お前も私を捨てるのか！"と感じてしまう」と泣きながら話した。過去のたくさんの傷つきが、目の前の出来事によって呼び起こされて、周囲には理解され難い感情的な反応を引き起こしてしまっていることを共有し、そのつらさに共感を示した。

　第2回面接以降では過去の自分を振り返りながら「小さい頃から愛情をもらえない環境だったが、でも親は覚えていないと嘘をつく」と幼少期のことを振り返りつつ、「怒りが喉のあたりにすごくつまっている感じで、それが強くなると吐き出さずにはいられなくなる」と衝動的な行動が出る時に強い怒りが生じることを語った。理不尽な暴力があった今の彼に対して、「今までの男性の中で唯一自分のことを理解してくれた人」などと理想化する発言も見られ、〈いい人に見えて見捨てられる不安になったり、悪人に見えて自分が悪く感じたりと極端になりがちなので、グレーゾーンが大事〉と白黒な捉え方について話をすると「グレーゾーンってよく分からない。そういうBPDの問題を早く治したい」と言うので、長く苦しんできた痛みに共感しつつ〈すぐできることとして感情調整などのスキルの習得があり、根本的な問題解決として過去のトラウマ体験の治療が必要〉と大まかな目標を共有した。一方で、しばらく無職の状態が続き生活のリズムが狂っていたので、生活を整え外出量を増やすよう

心理教育も行った。

　家族歴・生活歴の聴取をしていく中で、幼少期の親からの暴力などの詳細が語られ、「子どもの頃は地獄だった。他の家に行きたかった」と涙を流した。一方で母親がよく喘息の発作を起こす弟を病院に連れて行く姿を見て、「自分とは扱いが違う」と不満を語った。他にも「母親からで抱っこしてくれたり褒められたりした記憶はなく、母親に書いた作文を見せたら"センスがない"と言われ、それがショックでそこから作文が書けなくなった」など、安定した愛着の形成が難しかった多数のエピソードが語られた。

第2期　不安定な彼との関係の中におけるパターンの見直しや関連する過去の整理（3ヵ月後〜7ヵ月後）

　「すごく自分の家庭を持つことにあこがれるけど、今の彼以外に自分を受け入れてくれるような人はいないと思う」と再び彼と連絡を取ることを考えていることを話すので、白黒思考的な特徴を指摘しつつ過去の恋愛関係を聞くと、「感情的になると相手にひどいことを言っちゃう。"捨てられる！"と思うとそうなる」とさまざまなエピソードが語られ、家庭を持ちたいと思いつつ結婚に向かないパートナーばかりを選択している傾向があることを認めた。また恋愛感情が生じると、いつ連絡がくるのかということで頭がいっぱいになり、不安な状態で待てずに連絡を急かしてしまい、その結果として彼から冷たい反応が生じるとFさんはそれが許せず攻撃的な連絡を執拗に送り続け、彼から連絡が途絶えるか自分から関係を切るというパターンが繰り返されていた。

　そのような中で彼との連絡を久しぶりに再開することとなり、すぐ返信ができる状況でも少し間をおく練習をするよう促したが、感情的な反応が強くてうまくいかない様子だった。次第にやり取りがエスカレートして、過去と同じようにFさんが彼に攻撃的な連絡を送り続けて関係がこじれていき、「もう訴えるか、死ぬしかカードがない」と思い詰めた心境になるので、そういう感じ方をするFさんの気持ちは肯定しつつも、そういう対応をされた時の彼の心境や違う伝え方などがあることを具体的に提示するなど、選択肢の幅を広げる介入を続けた。その中で、「何も反応されないのがとにかく苦しい。注意を惹きたくて怒りでもいいから反応してほしくてひどいことを言っちゃう」と自分の

傾向を振り返るようになり、それに通じる感覚として幼少期の体験も語られることが多かった。

　そういった幼少期の体験にも少しずつ介入して、「両親には嫌な記憶ばかりで、優しくしてもらった記憶はほとんどない」と泣くＦさんに、〈当時の自分のところに行って、何か助けてあげられるなら？〉とイメージしてもらうと、「"助けてあげるから大丈夫だよ"って言ってあげる」と言い、〈イメージの中でそう言ってあげたら子どもの自分の反応は？〉と聞くと、「"ありがとう"って笑顔になっている。ずっと助けてくれる人が欲しかった」とさらに強く泣いていて、少しずつ幼少期に得られなかった温かい感覚を感じることができている様子だった。彼とのやり取りもＦさんがエスカレートして途絶えてしまうようなこともあったが、カウンセリング内で対応を一緒に考える中で〈彼への強い怒りは、さみしさが裏返って出てきている非適応的な感情。できるだけ根本にあるさみしい気持ちを伝えるように〉などのアドバイスを続けると、「暴言を言う前に元の感情が何かを考えるようになった。返事が待てるようになった。カウンセリングのおかげだと思う」と変化を語り、彼と連絡するなと言う周囲の人と違って、Ｆさんの意向を大事にする関わり方の治療者に安心感を持てている様子だった。

　生活面では電車移動のない近所のコンビニエンスストアでのアルバイトを始めるようになった。職場の人間関係に不安や不満を感じることもあったが、常連のお客さんとの会話などから、自分がサポートされていると感じられることもあった。

　その後、早く結婚したいと彼に強く主張して喧嘩になり、彼からの連絡が途絶えてしまったが、「今回の喧嘩は過去のものと違って感情的にならないように努力していたし、暴言も言っていない。思う通りにならないと冷たい態度を取る彼に気持ちが冷める」と話す一方、「自分のようなIBSやBPDがあるような人間が他の人に受け入れられるか不安」とも語り、葛藤することが続いた。治療者としては感情的に関係を切ってしまうのではなく、自分の気持ちをよく考えた上での結果を出そうしている姿勢を肯定した。結果としては、彼に自分の正直な気持ちを伝えても反応は変わらず、Ｆさんの彼への執着は無くなっていった。

第3期　安定した対象との関係の中で見えてくるトラウマ（7ヵ月〜10ヵ月）

　その後も変わる様子のない彼に対して気持ちは冷めて、きちんと自分を大事にしてくれそうな人を選ぶという意思を持ちながら街コンへ行き、そこで知り合った20代後半の男性と連絡を取るようになった。「この人は普通に安心できて今までこんな人と付き合ったことがない。返信も"またくるだろう"って待っていられる」と話し、その後付き合うこととなる。自分のことを肯定的に扱ってくれる新しい彼に、「一緒にいる人が変わるとこんなに自分が変われるんだってびっくりしている」と安心感を持てている様子だが、次第に将来への不安から早く結婚を決めたいという要求を強く出すようになり、その点でFさんが感情的になったり折り合いがつかなくなることが増えていった。そのような中で「彼とすごい喧嘩をしてまた暴言を吐いてしまった。彼の落ち着かせようと距離を取る態度にすごく見捨てられるような感じがした」と話し、治療者が〈目の前の出来事と過去の体験が混ざって出てきている〉と印象を伝えると、「そういう区別が苦手で、すぐ自分が子どもだった頃のつらい感じに巻き込まれる」と話し、その時の感覚に通じる過去の具体的なエピソードがその場面ではフラッシュバックしていることが多く、一種のトラウマ反応のような状態の可能性を共有し、それに関連づけてトラウマの心理教育を行った。

　Fさんは、少しずつ目の前の彼が誠意を持って対応してくれていると感じられるようになっていったが、過去の男性との関わりから生じている傷つき体験が想起されると感情的に不安定になることが多かった。Fさん自身も何とか落ち着いた対応を心がけていたものの、彼と大きな喧嘩になった際に久しぶりに感情的な反応が強く出て、彼の周囲の人間関係に影響が出るほど連絡をしてしまい、そこから彼に連絡しても反応がなくなってしまう結果となった。それに対して強いショックを受け激しく混乱したFさんは、「あんなにいい人は他にいない」「自分の人生はいつもこういう結果になる！」と問題を繰り返してしまう自分への激しい自己嫌悪と怒りから希死念慮がひどくなり、そこから2ヵ月程度はカウンセリングの頻度を上げてサポートを続けることが必要になった。

　面接では、家族関係や恋愛関係でのたくさんの傷ついたエピソードが思い起こされ、カウンセリングではFさんが抱えているまだ見えていなかった体験に多く気付くことができた。そこで治療者は、集中的に過去のトラウマを扱う

面接を行い、トラウマ処理の技法を導入した。その間、Ｆさんは、混乱がひどかったにもかかわらず、アルバイトには行き続けることができ、そこで築いていた人間関係があることもサポートになっていたようで、喪失感はぬぐえないものの、少しずつ落ち着きを取り戻していった。

第4期　自立する意思と自己実現（11ヵ月〜1年6ヵ月）

　その後も新たな出会いを求めて近所の街コンなどに参加するもののうまくいかなかった。その中で、IBS で電車に乗れないということが活動の範囲を狭めていて失敗につながることや結婚や子どもを持つことへの焦りが強すぎて失敗することを反省する意識が芽生えはじめた。さらに、「自分はまだ子どもで、依存したい気持ちが強すぎる。ちゃんと自立した大人になることが先だと思う」と焦る気持ち以外の前向きな意思が語られるようになった。その自覚に基づいて彼女は、アルバイトから正社員になるために転職活動を行って、電車に乗って通う場所でのオフィスワークの仕事を見つけて働き出した。

　バスや電車に乗れない IBS の問題は不安が強かったものの、チャレンジを始めると改善は早く、数ヵ月で一番苦手としていた特急の電車にも乗れるようになった。都内の婚活パーティーにも参加できるようになり、出会う人とのやり取りでは感情的な反応をしてしまう傾向があるものの、脅すようなことは減っており、以前よりも関係が続きやすくなった。また、不誠実な対応をしてくる男性とは関わらないようにすることもできている様子である。

⑤考察

　このカウンセリングにおいて治療者は、恋愛関係で同じパターンの問題が生じているクライエントに対して、その具体的な対応を一緒に検討しながら、社会的なスキルや衝動のコントロールの問題を扱い、そこで起こっている感情と、それに通じる過去の体験を扱っていくことを進めていった。その中で、目の前の起こっていることと過去の体験が強く関連していることが自覚され、親からの暴力やいじめ、恋愛関係における見捨てられ体験など、数多くの傷つき体験の中核にある感情の孤独感に触れていけるようになった。特に子ども時代のさみしさが語られ、イメージの中でそれを扱っていったことの影響は大きかったように思われる。

Case 6　ケースの見方
恋愛関係で問題が多発するFさん

林　直樹

　本章で取り上げられているFさんは、恋愛関係において多くの問題が生じるため、自ら心理療法を求めて来た女性である。彼女は、生育期のトラウマを体験しており、境界性パーソナリティ障害（BPD）と診断されていた。この症例のケース・フォーミュレーションを表8-1に示す。

　この治療では当初、感情をコントロールするための心理教育と支持を中心とする介入が行われていた。この中でFさんは、自分で恋愛の葛藤状況から身を引いて心理的に距離をとるという対処法を選択し、実際の異性関係の中で、それを試みるようにした。しかし、治療開始3ヵ月後、彼女はかつての恋愛対象を自分を理解してくれていたと理想化して再び連絡を取るようになるが、連絡が途絶えると自殺すると言って相手を脅かす行動に戻ってしまうというエピソードがあった。このように恋愛感情のコントロールは、治療意欲の強い人にとっても容易な課題ではない。

　治療の次のテーマとなったのは、生育期のトラウマ（虐待）体験であった。それへの治療では、母親から受け入れられず途方に暮れる子ども時代の自分への働きかけを考えるといった生育期のトラウマを修復しようとする作業が続けられた。さらにそこから、クライエントに残っているトラウマの強い影響を確認し、そこから脱する方策を考えるという作業が行われた。彼女は、それによって現在でも自分が母親から縛られているという気付きを得ることができた。その気付きから彼女は、人生設計や人生の課題について考えるようになり、自立を一つの目標として取り組むことを決めた。現在の彼女は、アルバイトでの対人関係を維持することを自立のための基礎的なトレーニングと位置づけてその努力を進めている（表8-2）。

　Fさんの心理療法では、治療関係が経過を通じて安定して持続されている。治療者は、ずっとコーチ役（自我心理学やサイコドラマで補助自我と称

表8-1　Fさんのケース・フォーミュレーション

評価領域	内容・説明
0.主訴、精神症状、精神機能（現症）、現病歴	・恋愛関係において生じる激しい感情が生じて自殺未遂をしたり、暴力被害に遭ったりするという問題に対処できるようになることを望んでいる。 ・高校時代、感情不安定のため、精神科クリニックでの治療を受けた。大学時代、恋人から見捨てられる不安から自殺未遂が見られていた。 ・過敏性腸症候群のために電車に乗れないことがある。
1.先天的（遺伝的）要因・身体的要因	・母親に双極性障害の治療歴がある。
2.生育歴（発達歴の問題など）	・生育環境は、「愛情をもらえない」「安心できない」ものだった。 ・しばしば父親から暴力を振るわれていたが、母親はそれを黙認していた。 ・中学校ではいじめに遭った。家庭でも学校でも居場所がなく孤独感を感じていた。
3.認知・感情・行動・対人関係	・肯定されることを求めて、不誠実な相手とでも恋愛関係に入る。恋愛関係の中で怒りの感情が強まり、衝動的行動が生じてトラブルが起きる。 ・関係が危うくなると相手への暴言や自殺の脅し、自殺未遂に走る。自分自身も相手からの暴力にさらされる。
4.自己イメージ・自己評価、同一性（長所・強みも含む）	・自己評価が低い。 ・自分自身の問題に意欲的に取り組もうとする姿勢がある。
5.生活状況、および生活上の障害を生じている環境要因	・恋愛対象からの暴力の危険から、同棲を解消し、実家に戻って両親と生活するようになる。
6.病気、治療についての考え方、治療関係（面接者との関係）	・自らの恋愛関係の問題や就労困難などの問題を自覚し、それに取り組もうとする。

表8-2　Ｆさんの治療関係の推移

	クライエント	治療者
治療についての思いのベクトル（時に現実的）	②治療者から受ける治療についての思いのベクトル ・恋愛関係の問題を何とかしたい。 ・就労や身体症状の問題にも取り組みたい。	①クライエントへの治療についての思いのベクトル ・問題を受け止め、それを解決する方策を考える。
相手についてのベクトル（主に無意識・ファンタジー）	③上記以外の治療者への思いのベクトル（広義の転移） 治療関係に特別な問題は生じていない。	④上記以外のクライエントから受ける思いのベクトル（広義の逆転移）

される役割）を担い、クライエントの日常活動におけるさまざまな試みを評価し、適切な対応をクライエントと共に考えるという関わりを続けている。

　この治療の中では、まず恋愛において生じる怒りなどの感情や行動が問題とされていたが、次いでその起源となるトラウマが取り上げられるという展開がみられている。さらに、これまでの自分を見直す作業が進められるようになり、そこから新たに自立が課題として取り上げられるようになった。Ｆさんは、これらの課題の難しさを認識しつつも、治療者のサポートの下で、少しずつ前進しようとしているようだ。

　Ｆさんは、問題に取り組もうとする積極的な姿勢を保ち、安定した治療関係を維持することができているが、これらは、いずれも長期間の忍耐と努力を必要とする課題である。そこでは、一時的に後退することや焦りで前進が停滞することが起こりうる。治療者の果たすべき役割は、このような作業を進めるクライエントを支え、その努力に新たな意味を見出してその課題の達成をできるだけ確かなものにすることだということができる。

Lecture 6
恋愛についてどう考えるか？

林　直樹

はじめに

　恋愛（エロス）は、人間にとって根源的とも言える切実で強い欲求から発する営為である。これは誰もがごく当たり前に経験するものであるが、筆者は、精神科臨床において境界性パーソナリティ障害（BPD）の人たちが恋愛によって重大な危機を迎えることを幾度も目の当たりにしてきた。彼らは、周囲の助言を聞き入れず、一途に恋愛の成就を目指して行動する。むしろ、想いの強さの証として、彼らがあえて自らを危機に陥れる、もしくは破滅させようとしていると見えることすらある。恋愛がどうしてそのようなひどい苦しみをもたらす体験になるのかと、筆者は問わずにはいられない。しかしそれは、彼ら自身にとってもどうにもならないもののようである。つらい経験を繰り返したために、もう恋愛をしないという決断をする人がいることが報告されている[1)2)]。

　恋愛が彼らにとってこのように特別な体験であるために、心理療法においてそれが重要なテーマとなることは稀でない。ここでは、恋愛についての議論を振り返り、BPDの心理療法における恋愛について考えることにしたい。

I. 恋愛の抱える矛盾

　恋愛において破局的な事態が生じるのは、その渦中にいる人間が重大な矛盾を抱え込むからである。ここでは、恋愛に内在する問題を、個人としてのあり方から、そして社会的関係、対人関係から眺めてみよう。

　恋愛における個人のあり方の問題は、融合・個別化の矛盾と呼ぶべきものである。それは、恋愛では自分と相手（他者）の融合が目指されるのだが、それは同時に個別の存在としての自分と他者を危機に陥れることになるということである。それをバタイユ[3)]は次のように表現している。恋愛（エロティシズム）

130

とは、孤独から脱出するために人間同士を隔てている海を渡ろうとする危険な企てである。この時、肉体は、他者との隔たり、独立の個として生きるための境界線を表象している。だから相手との肉体的な融合は、他者との隔たりを崩すと同時に、自分の生命としての境界を侵犯することになる。それゆえ、恋愛とは、境界侵犯によってわが身を「個人的生命の否定、すなわち死」の危険にさらすことになるのである。

　バタイユ[3]は、この境界の破壊と死を防止するために、男女の間でエロティックな相補性を維持することが重要だと述べる。それは、二人が互いの立場から境界侵犯と境界保持を認め合うことである。ベンジャミン[4]は、このバタイユの議論を下敷きにして、愛における相補性を男女の間の支配・被支配の関係やサドマゾヒズムから理解することを試みている。彼女は同時に、恋愛には互いの存在を確認し、それぞれが存続を図ろうとする力動があることを主張している。

　社会的関係から見るなら、恋愛関係には個人の独立の尊重という近代社会の基本原理との間で軋轢（あつれき）を生じかねない特徴がある。代表的な例は、フロムの指摘する愛と排他性・エゴイズムの矛盾である。恋愛は、人間同士の合一を求め、人と人とを結びつける愛一般の特質をたしかに帯びてはいるものの、恋愛する二人の合一を追求するあまり、二人以外に対して排他的な態度を取ることを迫るという矛盾をはらんでいる。これは、恋愛において双方が完全に一体となることは、実際にはどうしても実現しがたいことなので、そのことを否認し、あたかもそれが実現しているかのような体裁を取ることが行われているということである。しかしこのような排他性は、エゴイズムである。それゆえ、恋愛では、愛という名のもとにさまざまな対人関係の矛盾や軋轢が生じることになる。

　社会では、恋愛をどのように取り扱うかについて、さまざまな制度やルールが作られてきている。例えば婚姻制度は、多くの場合、社会の中で恋愛を尊重し、それに形を与えるために重要な役割を担っている。このような社会的文化的に編み出された恋愛への対応では、恋愛に内在する矛盾が社会的文脈に移し替えられて解決が目指されていると見ることができる。

II. 臨床的な対応

　恋愛が引き起こす問題への臨床的な対応では、クライエントの内省を深めて

問題の認識を促し、その意味を把握して、適切な対応を考えてもらうという心理療法的介入が基本となる。しかし実際の治療において治療者は、クライエントのおかれた混乱した状況や相手に対する特別に強い思いに直面し圧倒されることになる。

恋愛への対応の難しさの一つは、そこで生じる感情の激しさに由来している。恋愛には、フルレンジの感情が発生するという特性がある。一般に強い感情が生じている状態では、それから距離をおいて自分を観察し、状況を判断することが難しくなる。さらに嫉妬、怒り、恐れが激化すると、感情コントロールが失われることがしばしば起きる[6]。

リネハンの弁証法的行動療法（DBT）では、クライエントがこの恋愛感情を含む激しい感情を把握し、そこから冷静に行動を組み立てるための方法が示されている[7]。そこでの感情は、一般に人と人を結び付け、変化をもたらす意義深い体験として肯定的に受け止められている。しかし、それが強まってクライエントの苦しみとなる場合には、マインドフルネス（物事を冷静にそのものとして見て行動すること）のスキルを使ってそれに対応するべきことが説かれている。マインドフルネスとは感情と理性のバランスのとれた「賢い心」の状態である。DBTではそれを実現するための訓練が準備されている。それは、三つの「把握（what）」スキル（観察、描写、関与（自分自身の体験に入ること、「賢い心」に基づき直感的に行動すること））と三つの「対処（how）」スキル（何事にも非断定的な姿勢をとること、一時期に一つのことだけに集中すること、効果的であること（非効果的な感情や判断から離れて目的本位に行動すること））の訓練である。このような訓練によってマインドフルネスを習得できたなら、クライエントは恋愛の激しい感情に静かに向き合うことが可能になる。

恋愛が引き起こす問題への対応のもう一つの指針は、社会で許容される恋愛関係の形を考慮することである。もちろん社会に対してどのような態度を取るかの判断では、治療者は社会の見方から中立の立場を守り、クライエントの意向をできるだけ尊重するべきなのであるが、周囲との軋轢を減らし、葛藤や不安を小さくする恋愛の形を提示することによって、クライエントが問題に取り組む力を強めることはできる。

恋愛には、人に重大な危機を招き寄せる可能性があるのだが、穏やかな着地

点もまた用意されている。ベンジャミンは、バタイユの言う相補性が発展して恋愛する主体同士の関わりの空間が広がることに期待を寄せている。バタイユの主張する相補性は、男根によって象徴されるような一方を理想化し他方を貶める関係における相補性を意味しているのだが、彼女は、恋愛関係においてこれと別の欲望の次元が拓かれるなら、主体同士の生気溢れる相互承認の関係が発展するだろうと述べている。

フロムは、恋愛関係と恋愛感情を分けて考えるべきだと言う。その恋愛関係で重視されるのは、互いに人間同士としての関心を抱くこと、互いにそれぞれの実績に対するプライドを尊重すること、時間を共に過ごす喜びを大切にすることといったことである。このようにして恋愛関係を育て上げることによって二人は人格的に成長することが可能になるというのがフロムの結論である。

おわりに──対応は難しいのだが…

BPDの恋愛が引き起こす問題について筆者はまだ、それへの対応の決め手を持ち合わせていないという思いを拭い切れないでいる。それは、このレクチャーの最初に記した恋愛によって深く傷ついて「恋愛をもうしない」と決意した女性たちを思い起こすからである。

しかし恋愛は、私たちに多くの実りをもたらす人生の宝のような体験である。BPDの状態にあった人でも、ごく多数の人が破壊的な結末になることを回避し、そこから貴重なものを多く獲得している。「恋愛をもうしない」と決めた人たちも、恋愛経験を後悔していないし、その後にもその経験からの教えを活かして、子どもの養育の完遂や家族との和解といった重要なことを成し遂げていることが確認される。[2]彼らの恋愛は、決して無駄な廻り道ではなかったのである。

恋愛の問題を抱えるBPDの人たちは、感情に押し流されて溺れかかっているのであるが、十分な回復可能性のある人たちである。私たちは、さまざまな介入を重ねて、彼らが自分自身の人生を豊かにすることができるように援助していかなくてはならない。

文献

1) Paris, J.（2008）*Treatment of borderline personality disorder: A guide to evidence-based practice.* New York: The Guilford Press.〔黒田章史訳（2014）『境界性パーソナリティ障害の治療——エビデンスに基づく治療方針』金剛出版〕

2) 林 直樹（2011）「境界性パーソナリティの治療経過とライフサイクル：長期治療例 7 例の検討から」『日本サイコセラピー学会雑誌』12：117-112.

3) Bataille, G.（1973）『エロティシズム』澁澤瀧彦訳、二見書房

4) Benjamin, J.（1998）*The bond of love.* New York: Pantheon Books.〔寺沢みづほ訳（1996）『愛の拘束』青土社〕

5) Fromm, E.（1956）*The art of loving.* New York: Harper & Row.〔懸田克躬訳（1959）『愛するということ』紀伊國屋書店〕

6) Izard, C. E.（1991）*The psychology of emotions.* New York: Plenum Press.

7) Linehan, M. M.（2015）*DBT Skills Training Manual, 2nd Ed.* New York: Guilford Press.〔第 1 版の訳：小野和哉監訳（2007）『弁証法的行動療法実践マニュアル——境界性パーソナリティ障害への新しいアプローチ』金剛出版〕

第9章

Case 7
身体障害を抱えて仕事を自らの
支えにする生活を送ってきたGさん

三宅浩司

①ケースの概要

● Gさん　60代男性

　主訴：Gさんは、10年以上前からうつ病と診断され治療を続けている。

　生育歴：彼は、同胞の多い家族のもとで生育した。幼少期に病気で左眼の視力を失い、ほどなくして両親と相次いで死別した。上の同胞はみな必死に働き家計を支えた。末子であったGさんは、必死に働く同胞に負担をかけまいと弱音を吐くこともなく、家事を引き受けていた。

　死に物狂いで努力した結果、視力障害を理由にいじめを受けたことも、他者の助けを必要とすることもなかったとGさんは言う。視力障害があっても周囲と同じようにやれることが彼の自負となっていた。彼は、同胞に支えられながら無事に高校を卒業し一般就労を果たした。

　20代で一目惚れした妻と結婚した。子どもを設け夫婦仲もよかったが、子どもが独立すると妻はパート勤務を開始した。徐々にすれ違いの生活となり、夫婦間の会話も減少していった。

　50歳頃、定年退職が視野に入ったことを契機に先の見えない不安に襲われ、憂うつ気分、不眠が出現し、深刻な自殺企図をするに至った。救命センターへ搬送後、精神科の入院治療が開始された。入院中に抗うつ薬投与などの治療が導入され、以後外来通院を継続していた。しかし、60歳の退職を契機に症状が増悪し、再度飛び降り自殺を企図し救命センターへ搬送され、H病院の精神科病棟へ転入院となった。

②治療設定

入院・外来治療は共に健康保険による診療である。H病院は入院期間が短く設定されている医療機関である。面接の中で薬物療法や環境調整などもテーマとされている。時期ごとの治療設定は次の通りである。

第1期：抱える（ホールディング）環境を提供しようとしていた時期

入院では、週2回1時間の面接が行われた。外来では、2〜3週に1回30分程度の面接が行われた。

第2期：限界があることを示しながら介入していた時期

入院での面接では、生活史の振り返りが中心になった。外来では、心理療法外来枠で隔週45分の面接が行われた。来院のペースは、治療者が〈毎週来るべき〉と提案するも、その度にGさんが断る、というやり取りの中で決められることが多かった。

③治療初期の把握

Gさんは、生育期に左眼の失明、幼少期の相次ぐ両親の死などの度重なる喪失を体験したが、幼いGさんの寂しさや怒り、悲しみを受け止め慰めるような役割を周囲の大人達が取れなかったことが自己愛的なパーソナリティを形成し、よりうつ病を深刻なものにしたと想定された。

④心理療法の経過

第1期　抱える環境を提供しようとしていた時期（2年8ヵ月間）

救急病院から転院してきたGさんは、苦悩に満ちた表情で俯き、絶望感を漂わせているのが印象的であった。続く入院時面接では、「退職して谷底に落ちた。自分は人に迷惑をかけるから死ぬしかないと思った」と語った。薬物療法を調整し、役割・生きがいの喪失を訴えたため再就労などのサポート導入を入院目的と定めた。

入院して数日後、Gさんには不安焦燥が強まることがあった。治療者が駆け付けると、Gさんはベッドサイドにうずくまり震えていた。傍に座った治療者の膝に顔を埋め「なぜこんなに苦しいんだ。なぜオレだけ……」とうなさ

れるようにつぶやいていた。しかし翌日には不安焦燥は消退し、面接場面で
「死ぬことはもう諦めた」と話すGさんに対して治療者は一時安心感を抱いた。
しかし「外出できる時間が短い」「急遽外出させて欲しい」など、外出制限へ
の抵抗感を強く表明するようになった。治療が進み入院目的も概ね達成された
ことから退院を話題にすると、Gさんはまだ入院していたい気持ちをのぞか
せた。治療者は退院日を決めるよう促すと、「強制退院なのか」と怒りを滲ま
せた。最終的にはGさんは退院することを決め自宅退院となった。

　退院後、Gさんからは持続的に自殺念慮が語られ抑うつ症状が増悪が認め
られた。治療者は途方に暮れそうになったが、〈これまで他人のために生きて
きた。これからは自分自身のために生きてもよいのでは?〉などと問いかけ、
何とか現状を打破する道を模索していた。しかしGさんは「死んだ両親に迎
えにきてくれと声をかけている」「癌にでもして死なせてくれないか」などと
訴え、さらに、食思不振、体重減少が出現してきたため、治療者は身体的な治
療と長期的な治療方針を立て直す必要があると判断し、再度H病院への入院
を決定した。

　Gさんの食思不振は一時的な点滴管理を要したのみで改善し、2週間程度で
通常通りの食事が可能となった。治療者は治療経過の中で、度重なる喪失体験
が面接の中で十分に扱われたことがないことに気付いた。そこで、それがうつ
病を難治にさせている可能性を考え、生活史に焦点を当てた定期面接を開始し
た。

　面接では、共感的な理解を得られずにきた体験を振り返り、明確化・直面化
によりGさんの中でその受容が進むよう介入した。その結果、これまで語ら
れることのなかった父親の死に対する罪悪感(「視力障害を患い負担をかけた、
同胞で一番甘えていた」など)、母親の死後から淡い希死念慮を抱いたこと、悲
しみに暮れる幼いGさんをよそに同胞がすぐに前を向いて努力し始めたこと、
結婚をして「やっと普通の生活ができる」と思ったことなど、生活史が語られ
ていった。さらに、退職は初めて大切にしてきた役割を喪失することになりど
のように生きればよいか分からなくなったこと、仕事もないのに自宅に「居座
る」ことは幼少期に同胞に負担を掛けたことを連想することなど、うつ病発症
以降の体験にも生活史と結びつけながら理解されていった。その中で初めて

「視力さえあれば違っていたのに」と幼くして障害を負った無念さも表明されるようになった。しかし抑うつ状態の明らかな改善は認められなかった。

　入院して3ヵ月が経過した頃、入院目的がほぼ達成されたと考えて、治療者は退院を話題にした。Gさんは、退院しなければという焦りと、退院後の生活に対する不安の間で葛藤するようになり、退院への動きはなかなか進まなかった。治療者は〈病棟を職場と重ねている〉と結びつけて理解した。退院を決心できないGさんは徐々に「もうここに居てはいけないのに」と罪悪感を募らせるようになった。

　治療者は、不安を強く訴えるGさんに退院を強く打ち出せずにいた。なるべく入院期間を短くしなければならない責務と、退院が自殺リスクを増やすのではないかとの恐れとの間で葛藤していた。入院が長期化していることに対し、他の病棟スタッフから「何をやっているのか」と疑問が呈されるようになった。治療者は孤立感を深め、治療の全責任を抱え込んで罪悪感を感じるようになっていった。

　時間が過ぎる中、Gさんは外泊から帰院する際に転倒し、頭部に数針の縫合を要する切創を受傷するという出来事が起きた。〈退院を避けたい気持ちがそうさせたのかも〉と伝えると明確に否定された。「治癒はまだだが退院は可能」と外科で判断されたため、治療者が外来で引き続き関係を継続することを繰り返し伝え、具体的な退院日を設定した。「抜糸もまだなのに退院させるのか！」と怒りと不安を滲ませたが、最終的には「もう疲れた……」と9ヵ月間に及んだ入院の終了を受け入れた。「もう疲れた」という言葉に治療者は自分も全く同じ心境であると感じた。

　退院後Gさんを抱えるために45分間の面接を行う心理療法外来に移行した。そこでは引き続き探索的とならないよう配慮しながら、明確化・直面化などを用いて介入することとした。

　Gさんは外来に移行しても毎回のように「死にたい」と訴え、再び摂食状況が増悪していった。治療者は途方に暮れ、複数の指導医師に相談したが「この患者は自殺するだろう」という見解以外に具体的な助言を得ることはできなかった。治療者は見捨てられたような気持ちになり、ただGさんが自殺するのを待っているだけなのではないか、と治療者としてのあり方そのものが揺ら

ぐこともあった。

　希死念慮を持続的に訴えるGさんに対し、〈その一方で何とか生きようとしているあなたがいる〉と度々伝えても否定されていたが、徐々に「ここに通うことが希望になるかも」「私は"生きたい！"と叫んでいるのだろう」と前を向こうとする姿勢が見られるようになった。

　しかし以前と同様に摂食の問題が再燃し、再入院の検討を余儀なくされた。前回のH病院への入院では、頑強に病棟に留まろうとしたため、〈入院する際は他院へ、退院後は必ず再び治療者の外来へ〉と方針を伝えた。Gさんは「外来もそちらに移せばよいではないか」と投げやりな態度で応えた。治療者は〈組織に属する私と、今ここにいる私との間で提供できるぎりぎりの選択〉と正直に告げ、治療者としての限界を示した。渋々ながらGさんは治療者の方針を受け入れ、I病院で3ヵ月間の入院加療を受けた。

第2期　限界があることを示しながら介入していた時期（7ヵ月間）

　退院後に治療者の外来を受診したGさんは、I病院での体験がいかに酷いものだったかについて怒りを滲ませながら語った。治療者の〈望むものを提供せず、酷い体験をさせた私に腹を立てているのでしょう〉という言葉は否定された。面接の最後には怒りの表出は収まり「この病院を見てホッとした」と語った。

　Gさんは退院後も希死念慮を訴え、治療者の在籍するH病院への再入院を繰り返し希望した。「入院を居場所と感じている。退院しなければならないのは解っているのに追い出されると感じてしまう」と語り、Gさんにとって満たされていた学生時代や退職した職場の話題へと連想が及んだ。〈学校や職場のように、病棟を居場所として感じている。居場所があれば生きたいと思えるのだろう〉と伝えると肯定された。また、さまざまな理由（左眼窩部の疼痛、悪天候など）から面接時間の短縮を求めるようになった。その要望に対して〈外来に安心して留まると帰りがつらいのだろう〉と伝えると肯定された。

　治療者は、希死念慮を繰り返し訴えるGさんに必死に向き合いながらも思案に暮れていた。そんな中、治療者は、最近の3年間は自殺企図が認められていないことに気が付いた。〈ベストを尽くそう〉と、これまでに形成されてき

た治療関係を前提として、慎重に探索的な介入を行っていく方針に切り替えた。

　ある時、説明されていない薬の副作用が出たという理由で怒りを滲ませながらGさんは来院した。〈H病院への入院を提供しないことに怒りを感じているが、それを表現してしまうとこの面接の場所さえ失ってしまうのではと不安だから、副作用のこととして表現するしかない〉と伝えると、「もう他に行けと言われるのではと思った」と肯定された。また、「甘えたい気持ちがあるが、それはダメなこと」と話すGさんへの、〈退院を「追い出される」と体験するのは甘えを拒絶されたように感じるから〉という言葉も肯定された。この頃から面接時間の短縮を希望することはなくなっていった。

　ある面接でGさんは、妻から別居を匂わされたと報告した。そして、現役時代に職場で理不尽な理由で同僚に殴られたことを連想し、上司から「殴られる方が悪い」と言われ、自分が悪いということにして収めるしかなかったエピソードを語った。治療者は、何かを求めても拒絶されるどころか責められてしまうパターンがあること、そしてそれは治療者との間でも入院のやり取りとして起きていることを指摘した。そして〈やり場のない怒りや不満を自分に向け替えるしかなかった〉と伝えると、Gさんは10年以上前の自殺企図を連想し、それが勤務中であり職場への抗議の意図があったと語った。

　そのような状況の中、Gさんは突発的な呼吸困難感のために他院へ救急搬送され、仕事中の妻が急遽病院へ駆け付けることがあった。しかし精査をしても異常所見はなく、治療者と話すよう促されたとのことだった。〈こんなにつらいのだと治療者に示したいのかも〉と伝えると否定しなかった。怒りを堪えていると感じたため〈救急搬送されたほどなのに入院をさせない私に腹を立てている〉と伝えるとGさんは肯定した。

　治療者は何とか外来で抱えていく努力を継続していたが、摂食状況不良の状態が続く時期があった。「急に外来に来なくなったら死んだものと思ってください」とGさんは話した。〈私にできることは最大限しようと思う〉と伝えると、彼は「それは解っている。先生に頼っていいということは。でも……」と言葉を詰まらせた。〈でも、あまりにつらすぎる〉と繋げると力なく頷き、久々に面接時間の短縮を求めた。治療者は強く悲しい気持ちに襲われた。

⑤考察：現時点での執筆者のケースの読み方

約3年半に渡る治療経過を報告した。このケースの治療が困難であったのは、度重なる深刻な喪失体験の存在と、自己愛的なパーソナリティが背景にあったためと思われる。

Gさんは幼くして両親や視力の喪失を体験したが、それを慰めるような共感的な環境は得られなかった。Gさんに自己愛的なパーソナリティが形成されたのは、そのような背景からだったと考えられる。視力障害があっても死に物狂いで努力をすることで、経済・社会的には健常者と同等の成果を上げることができた。そのようにして障害を負った無念さや悲しみを躁的に否認することがGさんの生き方となった。妻や家庭、職場は理想化され、そこに留まっている限りは彼が人生をかけて求めた共感的理解が得られると思えていたのだろう。

しかし歳を重ねるごとに身体的な衰えを感じ、子どもは独立し、職場では定年退職が目前となっていった。このため、それまで否認していた喪失と直面することになって、うつ病を発症したと思われる。

さらに幼少期に両親を失った体験がGさんの病気をより複雑にした。両親の死や、甘えることへの罪悪感を語ることから、共感的理解を求めながらも喪失を認めることを避けようとする葛藤を抱えていたのだろう。そのどちらを選んだとしてもGさんが求めるものにはほど遠く、自己愛的な怒りを抱えることとなり、結局何も得られずに終わってしまうことが繰り返されている。

そのように考えると、第1期の中で記述したH病院での入院体験はGさんにとっては意味深いものになったと思われる。丹念に生活史を振り返り、共感的に扱われたことは初めてだったかもしれない。自ずとH病院は理想化され、一時的には彼に満たされた体験を提供したが、退院が具体的になると前述のような甘えたい気持ちと、その罪悪感が刺激され、満たされないことへの自己愛的な怒りが表明されるようになった。それはうつ病発症以降、妻や家庭、職場で起きていたことが病棟でも再現されたと言える。

また、治療者と他の病棟スタッフとの関係は、Gさんと治療者との関係と並行するものであった。治療者が病棟で孤立し罪悪感に苛まれたり、助言を得

られず見捨てられた気持ちになったことは、Gさんの抱えていた絶望感と通じていたと考えられる。その後、治療ではその治療者の気付きから得られた情緒や理解が取り上げられた。

　Gさんが人生を通じて求め続けていた、理想的に満たされる場を得るという願望は非現実的であった。治療者は、心理療法の中で共感的理解を提供し、最終的には彼にとって受け入れられていると感じられる現実の場所を見出せるようになることを目指して治療を行ってきた。また、現実的に限界のある存在としてあり続ける治療者との関係を受け入れ、そこから彼自身が現実的な試みを始めることを期待していた。

　最後にこの治療で治療者が、探索的な姿勢で関わっていることについて付言しておきたい。患者には、複数回の深刻な自殺企図があり、継続的な希死念慮も訴えられている。一般的には探索的な介入は適応にならない、もしくは禁忌とすらされるかもしれない。しかし治療者は、Gさんに対して探索的に解釈を行うことは、彼の現実を受け止めようとする自我を支持することだと考えていた。そして、治療者が現実的な範囲でできることを能動的に示していくことは、Gさんが現実と関わる上でのモデルになるのではないかとも考えた。

　Gさんとの治療を開始した際、治療者は臨床を初めてまだ1年にも満たない初心者であった。彼との共同作業は、治療者にとってもつらい道程であった。しかしその経験は、臨床家としての基礎となったと感じている。未熟な治療者にもかかわらず、治療に希望を持ち続けたGさんに心から感謝と敬意を表したい。

Case 7　ケースの見方
身体障害を抱えて仕事を自らの支えにする生活を送ってきたＧさん

林　直樹

　本章のケースは、治療に難渋している慢性うつ病のＧさんである。その慢性化には、厳しい生育史的要因や生活状況の要因が関与していると考えられる。彼は、重度の身体障害を抱えて健常者に負けまいと人一倍努力を重ねるという人生を送ってきた。そのケース・フォーミュレーションを表 9-1 に示す。

　Ｇさんの治療経過は、次のように把握される。まず、治療初期では、共感的な治療者の下で生活史上の体験の回顧が進められ、併せて自殺未遂や身体的危機への対応がなされた。その後、患者は守って欲しい、いつまでも入院させておいて欲しいと期待するようになり、さらにそれが満たされないと不満を抱くようになった。他方、早期の退院を勧めなくてはならない治療者は、「治療の全責任を抱え込ん」で、罪悪感を感じるようになった。

　治療開始後 2 年、他院に転院して入院してもらうことが治療関係の大きな転機になった。退院後に患者は、外来で治療者に頼れない恨み・怒りを表出しつつ、現実を受け入れる姿勢を見せるようになった。そしてそれが徐々に現実を受け入れる構えを固めてゆくという経緯を辿った。その時期には、何かの問題が起きても、自分が悪いことにしてそれを収めるパターンがあったことが明らかにされ、現実生活で満たされないことに新しい意味を見出せるようになった。不満を口にしつつも、その問題を行動や身体で表現することを回避できているのは、彼がその境地に至ったからだと思われる。この症例の治療関係およびその推移を表 9-2 に示す。

　治療者は、患者が自己理解を深めてゆくことに希望を抱いている。確かにこの患者の治療経過では、絶望や諦念が言葉の形で治療関係の中に留め置かれるようになっていること（自殺未遂や身体症状の形で外に溢れ出てい

表9-1　Gさんのケース・フォーミュレーション

評価領域	内容・説明
0.主訴、精神症状、精神機能（現症）、現病歴	・うつから救い出してほしい。自分は人に迷惑をかけるだけの存在だ。死なせてほしい。 ・約10年前からうつ病を発病し、慢性化している。
1.先天的（遺伝的）要因・身体的要因	・重大な身体障害を幼少期から抱えている。
2.生育歴（発達歴の問題など）	・幼少期から身体障害、両親の早逝で多くの労苦を味わってきた。しかし障害があっても人に負けまいと努力してきた。
3.認知・感情・行動・対人関係	・自分や周囲の人々を否定的に見る傾向が顕著である。他者には、期待・依存が強いが、結局満たされないことから、恨みの感情を抱いている。 ・周囲の人々は引いてしまっていて十分な援助ができないでいる。
4.自己イメージ・自己評価、同一性（長所・強みも含む）	・自分は人に迷惑をかけるだけの死ぬしかない存在と考えている。無力感が強く、状況を打開する行動がとれない。
5.生活状況、および生活上の障害を生じている環境要因	・孤立。家族など周囲の人々も有効な援助ができない。
6.病気、治療についての考え方治療関係（面接者との関係）	・うつ病を病気として捉えているが、自分が回復できると感じられないでいる。

ないこと）にその成果を認めることができる。他方、うつ病の慢性状態の治療において、探求的介入が患者の精神的負荷を強める可能性があることに配慮が必要である。治療者がここでの介入を支持的探求的精神療法と称しているのは、そこで支持が必要であること、過度に消耗させることを避けるべきであることを理解しているゆえだろう。

　筆者は、慢性期のうつ病の心理療法に探求的介入が一概に有害とは考えないけれども、次のような配慮が必要だと考える。治療者は、中立的な第三者的な立場で関わるのでなく、患者を支えようという明瞭な方向性を

表9-2 Gさんの治療関係の推移

	クライエント	治療者
治療についての思いのベクトル（時に現実的）	②治療者から受ける治療についての思いのベクトル ・苦しい状態を楽にしてほしいと強く願う。 ・後には、現実的な範囲の中で期待に応えてくれると感じている。（不満を口にするが、問題を行動に移すことはない）	①クライエントへの治療についての思いのベクトル ・何とかして助けたい。死なないようにしたい。 ・十分なことができないかもしれないが、ともかく誠実にやっていこう。
相手についてのベクトル（主に無意識・ファンタジー）	③上記以外の治療者への思いのベクトル（広義の転移） ・安息の場を与えてほしい（そうでなければ死ぬしかない）など、非現実的な期待を抱く。 ・救ってもらえないことを恨む。 ・頼ってもどうせ拒否されると諦めている。	④上記以外のクライエントから受ける思いのベクトル（広義の逆転移） ・希死念慮の強さに途方に暮れる。「もう疲れた」と感じる。 ・要求に応えられず無力感・絶望・罪悪感を抱く。

もって関わることが必要だろう。本症例での治療者の姿勢は、この点において問題ないと考える。そこではさらに、治療作業が過重なものにならないように、そして方針変更で患者を混乱させないように注意しなくてはならない。自己洞察を深める介入は、このような姿勢を治療の基本部分として堅持して、介入を積み上げることによって初めて、十分な成果を挙げることができる。

　治療経過の中で問題行動が回避されるようになっていることから、患者が厳しい現実を徐々に受け入れるプロセスが生じていることがうかがわれる。この治療過程の進展には、患者が治療者に怒りをぶつけても、怒りを怒りとして、不満を不満として認めて、それを静かに受け止めようとする治療者を発見したことが大きく寄与したと思われる。これは、患者の怒りを周囲の人々が正当に受け止めず、結局患者が悪いということで収まりをつけさせられてきたというそれまで繰り返されてきた体験と対照的であっ

た。治療者の反応は、患者にとって新しい新鮮な驚きを生んだであろうし、それが自らの内面を見つめる機会となったであろう。ここでは、確かに外的世界では従来と同様に何も得られなかったように見えるかもしれないが、彼の内面では不満や怒りを自分自身の中で留め置く（コンテインする）能力が育ってきたと考えられる。

治療者への不満が心理療法の中で、共感的に受け止め直されることでクライエントの治療的変化（変容性内在化）が生じると論じるのは、コフートである[1]。この症例では、その過程によって現実の厳しさを受け止める能力が強化されていると見ることができる。この能力は、コフートの理論の三つの系列の中の「技能」に相当しており、それが双児転移をその発展の母体としていることが想定されている[1)]。最近は、富樫らによってこの双児転移の概念が拡張され、それに近縁の治療者、患者が類似の思いを抱くこと（類似した心境になること）の治療的意義が議論されるようになっている[2)]。この症例では、自己対象関係（特に双児転移）の形成は明らかではないのだが、この治療者が分かってくれている（＝同じ視点を共有している）という感覚が生じていたことは確かである。この治療関係を俯瞰してみれば、家族や仲間たち、同僚や先輩たちからこれほどに孤立し、絶望と諦念に苛まれているという点でこの症例と治療者はごく類似した状況に陥っていた。筆者には、治療者の味わった絶望と諦念は、それが患者と共有している治療関係の双児転移的状況から生じたものである点において、少なからざる治療的意義があるように感じられる。

1　コフートの自己心理学において最も重視されている治療機序は、変容性内在化の過程である。それは、①治療関係において自己対象関係（自己愛転移）が形成されるが（それによってクライエントが大いに支えられるのであるが）、②その関係は自己愛的な現実性を欠いたものであるため、必然的に失望・自己愛的怒りが生じる。しかし、③その状況を治療者が生き延びることで、クライエントは相手に委託していた自分を支える能力を内在化することができるというものである。コフートによると、この過程で重要な役割を担う自己対象関係（自己愛転移）には、鏡転移、理想化転移、双児（分身）転移の３種類があり、それぞれ野心、目標（理想）、技能と才能の獲得の契機になりうるものと捉えられる。

文献

1) Kohut, H.（1984）*How does analysis cure?* Chicago：University of Chicago Press.
〔本城秀次、笠原嘉監訳（1995）『自己の治癒』みすず書房〕

2) Togashi, K. & Kottler, A.（2015）*Kohut's Twinship Across Cultures : The Psychology of Being Human.* London：Routledge.

慢性うつ病の心理療法

林　直樹

はじめに――うつ病の広がりと深さ

　うつ病の広がりと深みは、他のほとんど全ての精神障害を圧倒する。世界保健機関（WHO）でも採用されている障害のもたらす損失の大きさの指標、障害調整生存年（Disability-Adjusted Life-Years〈DALY〉）[1]において、うつ病は、全ての疾患、障害の中で上位（2〜3位）に位置づけられる。例えば、2020年に全世界のDALYにおいてうつ病性障害が虚血性心疾患に次いで第2位になるという予測がある（池田、田端 1998）。うつ病は、罹患率のごく高い精神障害である。その生涯罹患率は17%、12ヵ月間有病率は5〜9%というのが世界の大方の疫学研究の推計値である[1]。そこには、良好な経過を取るケースも多いので、うつ病の診断を必ずしも重篤なものと捉える必要はないのだが、治療困難で慢性化するケースは、相当の割合（12〜20%[1]）を占める。米国で行われたSTAR*Dと呼ばれる治療抵抗性うつ病を対象とする大規模な薬物療法の研究では、72%の患者が最初の薬物療法において寛解に達することができなかった。さらに別の薬物による治療が行われても2回目治療で79%、3回目治療で84%と非寛解率が上昇していた。つまり、うつ病は、寛解が遅れて慢性化すればするほど回復困難になる疾患だということである。

　うつ病の心理療法では、認知行動療法（Cognitive Behavior Therapy: CBT）を中心にその効果が確認されているけれども、慢性化したうつ病の治療はやはり難物である。すでに慢性うつ病のCBTの効果を評価するRCTが行われて、その効果が実証されてはいるものの、それによって患者の苦しみを十分軽減できるかどうかはまだ不確かである。それゆえ、しばらくは、それぞれのクライ

1　計算式は、障害調整生命年（DALY）＝損失生存年数（YLL）＋障害生存年数（YLD）である。

エントに適合した心理療法の選択に悩まされる情勢が続くだろう。

　本稿では、CBTの考え方の一つとしてマクロウの開発した慢性うつ病のCBT[2]、シュルテの人間学的な治療論[3]、そして養生論などの自然主義的治療について検討してみたい。これらの性質の異なる治療を取り上げるのは、それぞれに特長があり、個々の症例の治療を考える上で役立つと考えられるからである。

I. 慢性うつ病を理解する

a. 認知行動療法（CBT）の理解

　CBTは、今やうつ病の心理療法の標準というべき治療である。CBTについては、プラセボや薬物療法を対照治療とした多くの研究で抗うつ薬に匹敵する効果があるとみられている[4]。

　しかしこのようなCBTでも慢性うつ病に対して成果を挙げることは容易ではない。初期のCBTの成功の鍵は、自動思考やスキーマといった比較的理解が容易な認知の特徴に着目して治療法を組み立てたことだった。しかし、慢性うつ病に対しては、それよりも深い病理を扱うことが必要になる。その努力をマクロウの慢性うつ病のCBT、認知行動分析システム精神療法（Cognitive Behavioral Analysis System of Psychotherapy：CBASP）[2]に見てゆくことにしよう。

　CBASPでは、慢性うつ病の病理は、次のような発達過程やパーソナリティ特性、認知・思考機能不全に関わる問題として捉えられる。

（1）対人関係の問題

　慢性うつ病のクライエントの多くでは、発達期トラウマの経験があり、人間不信が強く、対人的・社会的行動の有効性が低く、感情コントロールが不十分であるため、対人関係の問題が繰り返されている。

（2）認知の問題

　彼らの認知では、因果律を無視した思考などの原始的レベルのものが観察される。また、無力感や絶望感が強く、人生が自分にとってコントロール不能であり、治療に希望を抱くことができないことが特徴である。

（3）適応上の問題

　このような問題のために彼らには、対処技能の能力が低く、社会、家族、職

場での適応レベルを向上させることが困難となっている。

　マクロウはさらに、これらの障害を認知機能の発達段階の視点から、それを
ピアジェの認知発達論における前操作期（2歳～6、7歳の発達段階）の機能レ
ベルにまで低下しているものであり、そのせいでうつ病からの脱出が困難に
なっていると把握する。

b. 人間学的な立場

　人間学的治療論は、かつて精神病理学で多く取り上げられていた領域である。
そこでは、うつ病を人間の精神のあり方として、通常の心理と基本的に異なる
ものと見ることが前提とされている。本節では、シュルテのうつ病の治療論に
基づいてその考え方を概観したい。

　シュルテは、うつ病を外界の出来事にうまく反応できないことによって生じ
るものだという。うつ病の発病には、その契機となる出来事が見出されるのが
通例であるが、そこでは、その出来事への心理的反応や現実的対応の不適切さ
が目立つことが特徴だとされている。シュルテは、そのうつ病における悲しみ
の特徴を、逆説的に「悲しむことができないこと（Nichttraurig sein können）」
であると表現している。また、クライエントでは、うつ病の発病と出来事の間
の結びつきが認識されておらず、発病が原因や契機の不明なまま生じるものと
捉えられている。これらの特徴は、障害（発病の準備状態）- うつ病 - 障害（発
病後に長く残る残遺症状）という連鎖的過程の中で形成されたパーソナリティ
のあり方の変容によるものと考えられている。

　このような議論は、ずいぶん昔に展開されたものであり、現代の臨床家に顧
みられることが稀になっているのだが、その価値は歴史的なもののみに留まら
ないと筆者は考える。そこには、種々の手法を用いて病態を説明し、その説明
を直線的に治療に応用しようとするCBTの考え方と対照的に、患者の病理が
一般心理と異質の、容易に理解して共感することのできないものだという謙抑
的な姿勢がある。そしてそこからは、うつ病の精神のあり方を認め、徹底して
受け入れるという治療姿勢が導かれる。このようにクライエントの体験が一般
のものと異質であり、十分共感できないものかもしれないと折々に疑ってみる
ことは、全ての治療者に必要なことである。

c. 自然主義的理解

　うつ病は、慢性ストレスによって生じた精神活動のエネルギー低下と見ることができる。それは、多くのストレスがうつ病の発病契機となっていることが観察されるし、ストレス反応と同様に認知・行動、さらに内分泌機能、免疫など広い範囲の機能の低下がうつ病で認められているからである。このような見方を素朴なものと見る向きもあろうが、これは病態の大枠を掴むのにごく有用である。ここからは、慢性化したうつ病において、全般的なエネルギー低下が固定化しているために、特定の機能を持ち上げて回復を図ることが困難であること、また、回復のスピードは緩徐なものでしかありえないことが推定される。

　さらに、この見方は、うつ病においてさまざまな問題が派生することの説明にも応用できる。笠原の「ダムの譬え[5]」では、うつ病によってエネルギーレベルが下がったせいで、それまで隠れていたコンプレックスや問題行動が顕在化するという現象が、渇水でダムの水位が下がってそれまで湖底に水没していたかつての建物が姿を現すことに喩えられている。このような見方に拠るなら、うつ病で顕在化する問題は、その基本にあるエネルギー低下を改善することによって解消に向かうと考えられる。

II. 慢性うつ病の治療論

　ここでは、これまで述べてきた三つの立場から治療がどのように進められるかを見てゆくことにしよう。

a. 認知行動分析システム精神療法（CBASP）

　CBASPでは、十数回の治療面接の中で、原始的な前操作的段階の思考を修正して、形式的操作期の思考を習得することによって、慢性うつ病からの脱出を援助することが目指される。この課題のために準備されているのが状況の分析と対人関係の理解のプログラムおよびその技法論である[2]。

　状況の分析は、出来事－反応－結果を認識することによって患者の認知・思考の誤りを把握し、さらにそれを修正する作業である。そこでは、苦痛や悲観的認知から解放されることで適応的な行動が促進されるという負の強化が利用される。治療者は、クライエントへの問いかけを繰り返して、認知の誤りへの

自覚を促し、それによってもたらされた苦しみから脱出できることに希望や安堵感を抱くという苦しみを減らす（負の強化の）過程の発生を促す。対人関係の理解では、対人弁別練習という治療者の行動と重要他者の行動とを比較する作業が行われる。そこでは、クライエントにこれまで問題が多く見られた重要他者との関わりと治療者との関わりとを比較・対照することが促される。その結果、クライエントは、治療関係においてと同様に、実際の生活でも自己主張をしてよいことや自分の考えが受け入れられることを体得することができる。次いで重要他者との関係の吟味において、親密性、情緒的な要求、失敗、負の情動という４種の対人関係のあり方に注目して対人関係のパターンが抽出され、それへの理解を深め、それを修正するための介入（問いかけ）が重ねられる。その中でクライエントは、新しい対人関係のあり方を発見し、それを実践できるようになる。

　CBASPでは、治療関係（転移）の分析がその基本要素として治療に組み込まれている。先述の対人関係の４分類に基づいて治療関係（転移）が把握され、それが重要他者との関わりの理解を深めるための素材として利用される。治療関係では特に、クライエントが服従的になりやすいので、治療者が支配的になることが戒められている。このように治療関係（転移）に着目することは、他のCBTにはないCBASPの特徴である。

b. 人間学的うつ病治療論

　人間学的治療論における治療者の関わり方には共通の特徴がある。シュルテの著作には、その中の重要なものがよく表現されている。シュルテは、クライエントが他者の共感の難しい体験をしているとしても、それに寄り添うこと、つまり伴侶的な関わりはできると論じている。また、クライエントの「悲哀不能性」に対して感情移入が困難であるとしても、また、発病契機とうつ病の結びつきが認識されないことに困惑させられるとしても、治療者は、その体験をクライエントの内界で起きているものとして受け入れるしかないのだという。このようなクライエントの体験の特異性や理解の困難さを強調する立場では、患者の体験を治療者が尊重し、それを受け止める努力を不断に行うという治療者の姿勢が強調されることになる。

　シュルテは、心理療法とは地味でつつましいものであるべきだという。そこでは、治療者がクライエントの方を向くこと、その傍に寄り添うことが重要である。そこでのクライエントと治療者が目指すべきは、うつに対して防御を固めるよりも、うつ病という体験をその時点に「与えられたもの」として肯定することだとされる。

c. 自然主義的治療論、養生論

　八木は、古くからの養生論の教えに則って一般的な療養法の実践を奨めるという治療論を提示している。養生論では、生体には、そこに加えられた歪みや傷を復元する「自然治癒力」が備わっており、病気が治るのはその力のゆえだと考えられている。ここでは、養生を心がけると治療が成功しやすくなるし、逆に養生が悪ければ回復が遅れることになると考えられる。そのような治療では、自然回復力を強める毎日の療養が、薬物療法や他の医学的治療よりもしばしば優先される。貝原益軒の養生訓では、心のあり方を含む一種の健康法として養生が論じられ、精神的に穏やかな状態を保つことや規則正しい生活、毎日の軽い身体運動などが推奨されている。この立場では、療養について養生の見地から助言することに治療的意味があると考えられる。そのような療養が実践されれば、徐々に効果が出てくることが期待できるからである。八木は、このような治療が直接的にうつ病を改善することはないとしても、その有効性を疑う臨床家はいないだろうと述べている。

おわりに──他のさまざまな心理療法を把握する

　慢性うつ病の治療法が十分定まっていない現状では、治療の局面に合わせて心理療法的関わりを積み重ねることが必要になる。回復を促進する治療関係の形成は、その中で形作られるというのが大方の認識だろう。これまでに本レクチャーで示してきた三つの治療法は、互いに大きく相違しているが、他の心理療法を理解するための原型として見ることができると筆者は考える。

　CBASP では、慢性うつ病の病理の分析から CBT の伝統に基づいて、問題を取り出してそれに対応を組み合わせることによって治療が組み立てられる。それは、病理に正面から挑んでそれを修正しようとするスタイルの治療だとい

える。シュルテの人間学的な心理療法は、伴侶的な関わりを旨とするものである。うつ病に直接チャレンジすることを避け、うつ病という事態をそのものとして受け入れ、そのただ中にいるクライエントを傍らで支えようとすることが目指される。自然主義的治療論では、慢性うつ病を専門的に扱うのではなく、回復を促進する自然治癒力を強めることが実践される。

　他のうつ病の心理療法もこれらの三つの治療の視点からその特徴を捉えることができる。その例を二つ挙げよう。行動活性化療法[8]は、最近、そのシンプルさや効果が確かであることで注目されている心理療法である。これは、臨床行動分析による把握に基づいて、さまざまな様式の行動を積み重ねることでうつ病の改善を目指すCBTに起源をもつ治療である。興味深いのは、行動活性化の指示する行動が、自然主義的治療論のそれとずいぶん似通っていることである。養生訓の「身体と運動（第一巻総論上）」では、日々の慎ましい活動を積み重ねることが療養であり、軽度の身体運動が回復に貢献するという記述がある。基本となる考え方は、まったく異なるのであるが、シンプルな日常的行動の継続を勧める点は共通である。

　笠原の「小精神療法」[9]は、簡便なうつ病の心理療法として臨床家に広く知られている。そこには、人間学的治療論と自然主義的治療論、CBTに見られる技法論的観点のいずれの要素も認められる。そこでの治療者の注意点には、「病人の心境や苦悩を「そのまま」受容し了解する」、「必要に応じて日常生活上での指示、激励、医学的啓蒙を行う」、「クライエントと共に問題点を繰り返し整理し、内的世界の再構成を促す」、「短期の奏効を期待せず、変化に必要な時間を十分に課す」といった事項が含まれている。ここには、うつ病の体験をそのものとして受け止める姿勢を保ちながら、問題点の修正を求め、療養法の励行を奨めるということが行われている。

　筆者は、このようにさまざまな慢性うつ病の治療法を学び、その考え方を取り入れることから、うつ病の心理療法の可能性を広げることができると考えている。

文献

1) Mrazek, D. A., Hornberger, J. C., Altar, C. A., and Degtiar, I.（2014）A review of the clinical, economic, and societal burden of treatment-resistant depression: 1996-2013. *Psychiatr Serv* 65: 977-987.

2) McCullough, Jr. J. P.（2000）*Treatment for Chronic Depression Cognitive Behavioral Analysis System of Psychotherapy.* New York: Guilford.〔古川壽亮、大野裕、岡本泰昌、鈴木伸一訳（2006）『慢性うつ病の精神療法：CBASPの理論と技法』医学書院〕

3) Schulte, W.（1964）『うつ病の精神療法』In: *Studien zur Heutigen Psychotherapie.* Heidelberg: Quelle & Meyer.

4) Cuijpers, P., van Straten, A., van Oppen, P. and Andersson, G.（2008）Are psychological and pharmacologic interventions equally effective in the treatment of adult depressive disorders? A meta-analysis of comparative studies. *J Clin Psychiatry* 69: 1675-1685; quiz 1839-1641.

5) 笠原 嘉（2011）『外来精神医学という方法』みすず書房

6) 八木剛平（2005）「回復論の視点からみたうつ病治療」『うつ病論の現在』広瀬徹也、内海健編、星和書店、147-172頁

7) 貝原益軒（1982）『養生訓』伊藤友信現代語訳、講談社

8) Martell, C. R., Dimidjian, S. and Herman-Dunn, R.（2010）*Behavioral Activation for Depression：A Clinician's Guide.* New York: Guilford.〔坂井誠、大野裕訳（2013）『セラピストのための行動活性化ガイドブック』創元社〕

9) 笠原 嘉（1980）『予診・初診・初期治療』診療新社

第**10**章

Case 8

強迫性障害と境界性パーソナリティ障害を抱えるHさん

三宅浩司

①ケースの概要

● Hさん　40代前半　女性

　主訴：Hさんは、強迫性障害とうつ病の治療を続けている患者である。3年余り前の初診時の主訴は家中の箪笥や引き出しなどの中の物を何度も確認してしまうというものであった。Hさんには幼少時、おもちゃ箱の中身を何度も確認するという行為が見られていた。また、20歳頃から彼女には、過換気発作が出現するようになり、精神科クリニックで投薬を受けるようになった。また、40歳頃からうつ病の診断のもとで数回の入院治療を受けている。

　生育歴：Hさんは厳しい環境のもとで生育した。母親はギャンブル依存であり、父親はHさんが小学生の時に家を出て行くという状況で、彼女はネグレクトされていた。中学時代まで友人関係に困ったことがなく、仲間集団にも所属していた。しかし高校では、卒業さえできればよいと考えて継続的に通学せず、そのために友人関係が希薄となった。高校卒業後、彼女は就労した。

　20歳頃、Hさんはある男性Q氏のアパートに移り住み、しばらくしてQ氏と結婚した。しかし、Q氏はすぐにHさんに暴力を振るい始めたため短期間で離婚となった。

　その後、自営業者である現夫R氏と交際するようになり、数年後に再婚した。しかしR氏もまた激昂すると、Hさんに対して威圧的な態度をとることがあった。Hさんはまた暴力を振るわれるのではないかと怯えていた。

　結婚して約1年後、Hさんが40歳頃にR氏が別れ話を切り出した際、彼女

は衝動的に二階ベランダから飛び降り、腰椎圧迫骨折を受傷して入院治療を受けるという事件が起きた。その後しばらく小康状態にあったが、ある時、彼女は、夫が浮気をしている形跡があることに気が付いた。それを確認しようとすると現夫は、途端に感情的になり、話し合いにならなかった。その出来事以来、不安感、自殺念慮が悪化の一途を辿ったため、彼女は再び入院することになった。

②治療設定

　Ｈさんの治療は、入院・外来共に健康保険による診療である。治療設定に関しては下記のように変遷して現在に至る。治療では、治療者による心理療法以外に薬物療法を併用している。治療時期ごとの心理療法の設定は次の通りである。

　第1期：生活史を振り返り怒りなどの感情を自覚する作業が進んだ時期：入院中に週1回45分の面接が行われた。

　第2期：助言などの支持的要素の強い関わり、そしてその後、自律性を促す探索的な関わりを行った時期：入院・外来共に週1回45分の面接が行われた。

　第3期：面接時間や、夫との2者面接導入など治療設定の変更が多く行われた時期：外来にて週1回15分の面接が行われた（途中から別に4週に1回夫と5分の面接が追加された）。

　第4期：支持的要素の強い介入を中心として行った時期：外来で週1回15分の面接が行われた。

③治療初期の把握

　Ｈさんの第一診断は強迫性障害である。また、その生活史や対人関係のあり方、衝動的な自殺行為などから境界性パーソナリティ障害を合併していると見立てた。

④心理療法の経過

第1期　生活史を振り返り怒りなどの感情を自覚する作業が進んだ時期（2ヵ月間）

　Ｈさんとは入院当日の病棟で初めて会うこととなったが、夫にぴたりと寄

り添う様子からは幼い印象を受けた。入院時面接では理路整然と入院に至るまでの経緯などを語り、夫との関係悪化を契機に不安定となることが繰り返されてきたことを訴えた。面接では、夫婦関係とそれにまつわる H さんの感情を取り上げることを方針とした。そこでは、週 1 回 45 分の定期面接が設定された。

　まもなく彼女は、ためらいながらも夫の不倫を疑っていることを治療者に報告した。夫への疑念を外部に漏らしたことに H さんは罪悪感を抱いていた。それに対する〈一番傷ついたのはあなたではないですか?〉という問いかけには、「自分が悪いんじゃないかと思ってしまう。夫には世話になっている部分があるから」と語り、あって然るべき夫への怒りや恨みなどの感情は表出されなかった。

　その時期から彼女には、発汗、緊張、嘔気などの症状が強まり、確認の強迫行為を遂行することすら困難になった。治療者は、事態を収めるため鎮静作用のある薬剤を増量するも奏功しなかった。ここで治療者は、一時途方に暮れる心境になったが、悩んだ末にこの状態から抜け出せないのには、過剰に自責的で自己主張できないという H さんの心理的な要因が大きく関与しており、その起源は、彼女の生育環境や夫との関係にあるという仮説に基づいて、過去の対人関係やそれにまつわる感情を面接で取り上げることにした。彼女は淡々と幼少時からの生活史を語り、その時々の怒りや無念、罪悪感などの感情を表出した。その中には、意味づけがなされないままになっていた記憶が多くあり、明確化・直面化により H さんの中で意味が検討・整理されていくプロセスが進められた。最後には「夫との関係がどうであれ、決めるのは自分の気持ちひとつ」と語るほどに落ち着きを見せ、増量されていた薬剤も減量することができた。それに伴って強迫症状も見られなくなり自宅退院となった。治療者としては恐る恐る進めた作業であったが、この展開にひとまず安堵することができていた。

第 2 期　助言などの支持的要素の強い関わり、そしてその後、自律性を促す探索的な関わりを行った時期（13 ヵ月間）

　外来での面接では、助言を求めてくる H さんに対して、治療者は家事や買

い物ができるようになることなどの日常生活の課題を段階に分けて設定することを奨めた。Hさんはその課題に取り組むうちに、夫と喧嘩して感情不安定となったり、自殺念慮を口にしたりするようになった。また、夫との関係では、夫へ不信感をぶつけることによって感情不安定や自殺念慮が強まり、包丁で自分の首を切ろうとする素振りをして、夫に「分かってもらえないのなら、目の前で死んで見せようか」と迫ることがあった。その結果、Hさんの面倒は、夫が見ることになった。このHさんの行動からは、従順な振る舞いから、「ケアが足りない」などと訴えて攻撃に転じる受動・攻撃的（passive agressive）パターンを読み取ることができる。この状況の中で彼女は通常の日常生活が送れなくなり、再び入院治療を行うことが必要になった。治療者は、治療の中で短期間に複数回の入院となっていることが望ましい状態ではないことをHさんに指摘し、今回を最後と決めた上で入院を決定した。この判断に際して治療者は、手を尽くすほどにHさんが不安定になっていくような徒労感に襲われ、治療状況をなんとかコントロールしようと躍起になっていた。

　第3回入院では、Hさんが不安定となる要因が依然として夫婦関係の問題であると判断し、同様の設定のまま、より夫婦関係に焦点を当てた面接を行う方針とした。彼女は「夫が原因で苦しんでいるのに、自分が悪いとされていることに納得がいかない」と怒りを表明していた。この入院治療は、活動レベルが回復し、身の回りのことができることが確認されて2ヵ月で終了となった。

　退院後の面接において治療者は、助言することを避け、代わりにその背後にある感情に焦点を当てるアプローチを採ることにした。それは、生活に関する助言などによってコントロールすることを引き受けるという治療関係によって不安定となっている可能性を考えたからである。その設定変更を提示した際、Hさんは特に抵抗なくその方針変更に同意したが、治療者のコントロールによって不安定となっているという可能性に関しては「ピンとこない」と語った。しかし彼女は、治療者が助言をしなくなったことで「見捨てられた」という気持ちを募らせるようになった。また同時に、夫に対して示したような「相手が悪いのに自分が悪いことにされている」という怒りの感情を治療者に表出するようになった。それに対して治療者が〈私に腹を立てているのですね〉と指摘すると、当初彼女は「腹を立てていません。ただ自分がもっとよく先生に確認

すればよかったと思うだけです」と否定していた。

　しかし、そのような面接が継続されていく中で「私は先生に対して怒っているのだと気がつきました」と率直に怒りを認めることができるようになった。しかしその後、かえって感情不安定が悪化、むしろ治療者に助言を求める姿勢は強まった。その経過中に不作為の自傷行為と思われる、階段で転倒して切傷を負うという出来事が起きた。また、切迫した緊急の電話相談が頻回となり、時には「今踏切にいます。私が飛び込んだら、先生のキャリアに傷が付きますか?」という緊急度の高いものもあった。なんとか会話を穏便に終えることができたが、治療者は"もう何をやっても事態は好転しないのではないか。今後何をやっても無理だろう"という強い無力感、絶望感を感じて途方に暮れた。

第3期　面接時間の変更や夫との2者面接導入など治療設定の変更が多く行われた時期（8ヵ月間）

　治療者は、助言を控えてHさんの主体性に任せるアプローチではかえって不安定となるという判断を率直にHさんに話した。さらに、45分間という時間設定がHさんの依存欲求を強めている可能性も想定されたので、15分間へと面接時間を変更し、助言ができる時は助言をするという関わりとすることを提案した。彼女はそれに抵抗なく同意した。この時にも治療者は、なんとしてでも治療状況をコントロールしなくてはならないという追い詰められた心境にあったことは否めない。

　面接時間が変更となってから2ヵ月程度は多少不安定となることはあっても特に変化なく経過していたが、ある時の面接後「先生に不信感がある。話をしたいので、今度は夫婦面接をして欲しい」と訴えた。今後の治療関係の継続そのものに関わる要望であると考え、他の外来患者の診察終了後の10分間程度であればという条件で面接を行うこととした。また、差し迫った状況下での夫婦面接では、Hさんの話だけでなく夫の視点からの話を共有できる機会にもなるとも考えた。その夫婦面接でHさんは「先生からもう外来に来ない方がいいと言われている気がする。先生の本心が知りたい」と訴えた。それに対して治療者は、率直に治療に対して考えていることをそのまま伝えることとした。〈さまざまな治療計画を経て現在に至るが、そのいずれの時もHさんと方針を

相談し共有した上で進んできている。それらが十分な継続的な成果を上げてきていないのは事実です。残る選択肢を試みるしかないと思います。もしもその治療方針をHさんが受け容れられないのであれば、治療者や治療機関の変更を考えなくてはなりません〉と説明した。夫は「今、話を聴いて、家で僕に言っていることを先生にも言っているのだと思った。家で責められて初めは慰めようとするが、長時間になると諦めてしまう。そうなると妻はもっと責めてくる」と話した。その発言に対してHさんは「私はなんとかやろうとしてきたのに、誰も分かってくれない」と泣き出した。それに対して治療者は〈あなたの真剣さには敬意を抱いている。こちらもそれに応えたいと思う〉と伝えることしかできなかった。

　その後は多少の波はありながらも概ね安定して経過し、緊急の電話連絡の回数も少なくなった。しかし夫との関係は悪くなり、Hさんから「夫は誰にも相談できる人がいないと思う。だから先生と話す時間があるといい」と夫と治療者との定期的な面接を希望した。治療者としては夫の苦労を労い、夫の視点からも状態を捉え、心理教育などを通してHさんの治療に役立てるため導入することとした。具体的には、家族として会うため面接で話されたことは原則としてHさんに秘密にはできないということ、一般外来であるため4週に1回Hさんとの面接後に5分程度とした。

　初めての夫との面接では「喧嘩の時は落ち着くのを待ったほうがいいと敢えて黙っているが、それが妻にはそう映らないようで上手くいかない」と話した。治療者はその苦労を労い、〈良い時と悪い時をなんとかこなしていくプロセスがとても大事〉と伝えた。Hさんは「物を投げられたり叩かれたりした。先生はそれを知っていても何もしてくれないのか?」と怒りと不満を露わにした。〈主治医としてできることは最大限やっている。ここはあなたの抱えている問題を中心に考えるための場所。暴力については、別の相談窓口にて相談するのがよい〉と伝えた。それに対してHさんは「もういいです。もう死にます」と突然荷物をまとめ退室しようとした。その背中に向かって〈次週も予約を入れておきます〉と伝えた。その間は緊急の電話連絡もなく、予定の面接日にHさんは普段通りやってきた。「あの後、しばらくして気持ちは落ち着いた。夫と今後通院をどうしようかと話している」と報告された。

その後も夫との緊張感のある関係は続いていたが、ある時、女性シェルターの職員が来院してHさんがシェルターに保護されたということが報告された。当面は受診できないということだったため、落ち着いたら治療者の外来を予約するよう伝言を依頼した。以前のHさんであれば、夫への抗議や夫を繋ぎ止める方策として衝動的な行為に及んでいたものと思われたが、その時は何とか現実的な範囲の内での対処をして、その中で不安感情を一人で抱えていられるようになったという変化を治療者は感じた。

第4期　支持的要素の強い介入を中心として行った時期（6ヵ月間）

女性シェルターへ保護されてから約1ヵ月後、Hさんは退所して自宅へ戻ることを決断した。外来を受診した彼女は「夫とは会話もなく拒否されるので、もういない方がよいのだと思って保護を願い出た。でもシェルターの職員が夫の名前の書かれた離婚届を持ってきた時、夫の気持ちが知りたいと夫と連絡を取ることを希望してもそれはできないと言われた。それはおかしいと思った」と保護から退所までの経緯を語った。

通院再開後は、夫が来院を拒否していることもあり、夫との面接は中止となった。面接では「夫には思っていることを言わないようにしている。表面的には穏やかだが何のために一緒にいるのか分からない」などと不満を抱きながらも夫との生活を維持しようと工夫していることが報告されるようになった。治療者との間では「気が付いたら昼の薬を飲み忘れていて余っている」と報告され、夫と同様に治療者に対しても不満を抱いていることが示唆された。〈薬に頼らなくても大丈夫と思えるようになったのかもしれない〉と自律的であろうとする姿勢として肯定的に伝えると、「どうなのだろう」と曖昧な返事であった。しかし話し合いの上で薬剤を減量すると、感情不安定の悪化、腹痛などの症状が出現し、頓用を増やすと安定が得られた。以後も多少の変動はありながらも外来通院を継続している。

⑤考察

Hさんとの約4年間に渡る治療経過を報告した。治療が始まった時の治療者はまだ初心者であり、アセスメントや治療構造・設定の意味、長期的な治療

計画などを考えることが不十分なために治療を混乱させたと言わざるを得ない。Hさんとの治療を通して一つ一つ学んでいった軌跡がこの報告には滲んでいる。それらを中心に現時点での考察を以下に示そうと思う。

　治療者には、身体科から精神科へ転科してきたという背景がある。この点は、この症例の治療関係を検討する上で重要だと思われる。一般に身体科の医師は、患者に対して万能的あるいは権威的に振る舞うことが求められる。精神科とは異なり「患者よりも多くを知っている」ため、インフォームド・コンセントが重要と言われながらも、結局のところ主治医が勧める治療計画が採用されることが多い。そんな身体科で身に付けた診療スタイルが、精神科医として患者と向き合う時に大きな弊害となっていることに治療者は無自覚であった。指導の医師から「治療的野心が強過ぎる」「万能的過ぎる」と指摘されたこともあったが、それを自覚するには時間が必要であった。このことは、強迫性障害を患うHさんが示す受動・攻撃的なパターンも相俟って治療を大きく混乱させたと思われる。

　また、そんな治療者の万能的な振る舞いには、身体科での経験以外にも逆転移の影響もあり得るだろう。Hさんが不安定になり治療が進展しない局面では、「全て自分に原因がある」と治療者は考えるようになり、治療方針や設定を変更するなど行動で対処していた。それは、「夫のせいなのに自分が悪いことにされている」と受け止め、言葉ではなく行動で示すHさんに同一化して自らも過剰に行動してしまう、いわゆる融和型逆転移が生じていたかもしれない。

　次に治療構造・設定に関して検討しよう。治療設定はHさんの病理や、長期的な治療方針を踏まえて決定するべきであったが、彼女の一貫しない要望や行動化への対処として、面接時間、治療者のスタンス、夫との面接の導入などを頻回に変更してきた。それは、「患者よりも多くを知っている」はずの医師として患者の要望に応えようとする意図からの行動ではあったが、それはHさんからすれば「受け止められていない」「治療者の都合に付き合わされている」と体験されていて、最終的には不信感を募らせるものとなった。

　紆余曲折がありながらも何とか治療を継続していく中で、徐々にではあるが治療者は、Hさんの病理やそれに対してどのような治療構造・設定を用意し、どのように介入していくのかを実体験を通して学んできた。最終的には週1回

15分で、混乱しやすいHさんの病理に合わせた支持的要素の強い支持的精神療法を行い、必要があれば目的を明確にした入院治療も検討するという方針に定まっている。

　この治療の中で治療者は、臨床を行う上で基本的かつ重要なことを、実体験を通して学ぶことができた。それに対して、治療者としてHさんに提供できたものがどれ程のものだったのだろうかと思うといささか心許ない。Hさんが不安や怒りを抱えていられるように変化したのは、彼女が自ら何かを学び取り成長したためであろう。未熟な治療者にもかかわらず辛抱強く関わることを選択し続けたHさんに心からの感謝を捧げたい。

Case 8　ケースの見方
強迫性障害と境界性パーソナリティ障害を抱えるＨさん

林　直樹

　このケースは、強迫性障害、境界性パーソナリティ障害（BPD）を合併している複雑な患者である。このケースではまた、パーソナリティと生活環境の要因がその問題に関与していることが明らかである。そのケース・フォーミュレーションを表 10-1 に示す。

　この症例の治療では、治療者によるさまざまな関わり方・介入が試みられてきた。入院を契機に治療者との治療開始後の 2 ヵ月間（第 1 期）では、生活歴や病歴を確認する作業のなかで気持ちを表出してもらい、それを共感的に理解し、受容する介入によって、一時的に安定がもたらされた。次いで治療者は、第 2 期において生活の課題を設定しその達成を促す介入を行った。患者は、それを受け入れて自立を目指すが、その成果が挙がらないと、夫や治療者に「ケアが足りない」「治療が悪い」と不満を表明した。同時に彼女はそれによって、「自分は見捨てられる」と不安を強めた。第 2 期では、患者が窮迫した状態になると不満・他責が生じ、周囲の人々による対応が不調に終わると、それがさらに不満、他責を強めるという悪循環が明らかになった。治療者は、さまざまな対策を講じるがこの状況を打開できなかった。

　第 3 期では、感情不安定が強まり、「助けて欲しい」との訴えや怒りの感情が治療者に向けられた。そしてついには、シェルターに逃れて夫と治療者との関わりを断つという行動に出た。結局、患者は夫の動向が気になって（夫が本格的に自分からの別離を決断するのではないかと不安になって）自宅に戻った。このエピソードは、第 4 期に距離を置いて夫や治療者との関係を捉えて、現実を受け入れられるようになるきっかけとなったようだ。このような治療関係の推移を表 10-2 に示す。

　この患者では、夫や治療者への怒り、依存などの強烈なメッセージ性を

表10-1　Hさんのケース・フォーミュレーション

評価領域	内容・説明
0.主訴、精神症状、精神機能（現症）、現病歴	・クローゼットや冷蔵庫の中身を何度も確認するなどの強迫症状、抑うつ・自殺念慮、不安がある。対人関係にも強い不満を抱いていた。 ・数年前からうつ状態で複数回の入院歴がある。
1.先天的（遺伝的）要因・身体的要因	・特別なものはない。
2.生育歴（発達歴の問題など）	・ネグレクトの生育環境にあった。 ・20歳頃に結婚するが、夫の暴力のために離婚。その後、現夫と再婚。
3.認知・感情・行動・対人関係	・親密な関係において依存傾向が強い。社会的には孤立。 ・葛藤強まると不安、自殺念慮が出現し、他責的、衝動的になる。
4.自己イメージ・自己評価、同一性（長所・強みも含む）	・自己評価は低く不安定。自己否定および自殺念慮と、他責の両極端の間を揺れる。
5.生活状況、および生活上の障害を生じている環境要因	・夫との関係が不安定。依存、不安、不信感、攻撃が持続的に生じている。
6.病気、治療についての考え方、治療関係（面接者との関係）	・自らの精神疾患を認識している。 ・治療への期待が強く、治療者の指示・助言を受け入れるが、期待外れの結果に対して不満、葛藤を抱き、自殺念慮を強く表出する。

帯びた行動が特徴である。治療経過の中でも周囲が振り回され、それが患者を不安定にさせることが繰り返されている。そこにあるのは、初めは従順に全て受け入れているように振る舞うが、不満が募ると怒りを暴発させるという一種の受動攻撃的パターンである。

　この治療では、患者が動くとそれに対応して即座に治療者が対策を講じるという動きがみられている。しかし、治療者は、さまざまな介入を繰り出して必死に対応しようとしていたが、この状況を打開できないでいた。

表 10-2　H さんの治療関係の推移

	クライエント	治療者
治療についての思いのベクトル（時に現実的）	②治療者から受ける治療についての思いのベクトル ・当初、治療への協力の問題は明らかでなかった。 （その後、協力関係が不安定になる。その結果、不満が昂じてシェルターに出奔するが、自ら元の生活に戻るという行動を見せる） ・「不満を抱きながらも一緒にいる」という関係となる。（第4期）	①クライエントへの治療についての思いのベクトル ・困難に直面しても、なんとしてでもよい援助をしようと苦闘する。 ・途方に暮れる心境や焦りを乗り越えて、変化を見守る姿勢を取る。
相手についてのベクトル（主に無意識・ファンタジー）	③上記以外の治療者への思いのベクトル（広義の転移） ・「怒り、不満」「不信感」⇔「見捨てられ不安」⇔「死にたい、助けて欲しい」の間を動揺。 ・「何もしてくれない」と治療を見放してシェルターに逃げ込む（しかし結局戻ってくる）。	④上記以外のクライエントから受ける思いのベクトル（広義の逆転移） ・強い治療的野心を抱いて、次々に対応策を打ち出すが、成果が得られず焦る。 ・無力感、絶望感を抱く。 ・不満だろうが治療に来て欲しいと願う。

　この局面では、状況に駆り立てられる形で行動するよりも、この状況を冷静に把握する作業に取り組むことが肝要である。それはすなわち、患者の治療状況や対人関係の状況を、そこから距離をおいた視点から捉えなおし、十分に時間をかけてそれを患者と共に確認することである。しかしこのような患者の治療では、窮迫した状況が繰り返されるので、その作業にじっくり取り組むことは難しい課題となる。

　他方、治療者は患者と共に進むべき道を探し求めるという姿勢を維持しようとしてきたことにも注目しなくてはならない。この治療の中では、そ

の行動が行き違う混乱の中で、それにふさわしい言葉を探して、分かり合うという作業が少しずつ進められてきたように感じられる。言葉による理解は、周りの人々と協力することの前提であり、目の前の問題に取り組むための手掛かりとなる。

　報告の最後の第4期では、患者の表出されている感情が（行動の形で治療外に溢れ出る行動に至るのでなく）治療関係の中で受け止められるようになっている。これは、治療関係において、彼女のいう夫との間の「不満を抱きながらも一緒にいる」という関係と類似した関係が治療者との間でも成立していることを示している。治療者も自らの姿勢を、距離をおいたところから控えめに介入を行うものへと転換させている。このような関係では、治療関係の中に湛えられている感情が言葉に変換される作業が可能となり、先に述べたような周囲の人々との理解が促進されることになる。Hさんの治療では、このような治療関係に落ち着くまでに長い労苦の期間が必要になった。しかし、この報告からは、この経験によって患者と治療者がごく貴重な教訓を得たことを読み取ることができる。

　最後に通常の支持的関係が保たれる第4期を迎えるきっかけとなった第3期の終わりにみられたHさんのシェルターへの出奔についてコメントしておきたい。これは、彼女の計画性の乏しさ（衝動性）という問題を反映する行動なのであるが、この事件の全体を眺めるなら、自分の苦しみの責任を周囲に押し付けようとするそれまでの受動・攻撃的行動パターンを打ち破り、自分で決めて自分で責任を取ろうとする行動であったと見ることができる。彼女は、これを契機として、それまでのように他者に頼って苦しみを解消しようとするのではなく、自らの責任で自分の問題の解決を図ろうとする姿勢を強めることができた。彼女の行動が、衝動的ではあるものの、周囲との関係を破壊するような性質のものではなかったこと、そしてそれが周囲の人に自然に受け止められたことがこの治療の展開をもたらしたように思われる。この経緯には、Hさんや周囲の人々がそれまで培ってきた力の発露をみることができる。

Lecture 8
強迫性障害のさまざまな心理療法的介入

林　直樹

はじめに

　強迫性障害とは、強迫観念や強迫行為によって不安や苦痛、生活上の障害が生じる精神障害である。強迫観念とは、不安や苦痛を伴い、侵入的で自我違和的な観念や思考・イメージである。それはまた、クライエントの内部で生じる現象でありながら、クライエントのコントロールを受け付けない性質がある。強迫行為とは、強迫観念による苦痛や不安を減らすための手洗いや確認などの繰り返される行動、もしくは止めることが困難な呪文を唱えることや数を数えるといった活動のことである。

　強迫性障害の治療は、認知行動療法や薬物療法の有効性が実証されてはいるものの、実際には、一筋縄ではいかないことが多い。そのため、当初の治療方針の変更を余儀なくされること、複数の介入を組み合わせなくてはならないことがしばしばある。

　このレクチャーでは、折衷的、実際的な立場から、強迫性障害に対するさまざまな心理療法的介入を概観することにしたい。ここでは、治療関係のあり方などの基礎的な事項、推奨されてきた技法、治療プログラムに分けて議論することにする。

I. 心理療法の基本的課題

　ここでは、実際の臨床的視点から眺めた心理療法の基本的課題を示す。

a. 治療関係における課題

　強迫性障害のクライエントには、自らの考えに固執し、治療者に容易に内面に立ち入らせようとしない性質がある[1]。そのため、治療関係の成立には、クラ

イエントによって治療者が安定した信頼に足る人物であることが確認される必要がある。治療関係を形成するために重要なポイントは、治療者が自分をどのように受け止めているか、そして自分の問題解決のために本当に協力してくれるかを見極めようとするクライエントの動きを受け入れることである。治療者は、このような理解を、クライエントの強迫症状の非現実的要素への自覚を促し、その行動と現実生活とを折り合わせるデリケートな治療作業に繋げることが必要である。

b. クライエントの心構えへの介入

次の課題は、強迫症状に対するクライエントの心構えを整えることである。不安への対処や治療者との関わりにおいても、クライエントは強迫的なやり方を用いるのが常である。細かいことにこだわり、強迫的に質問を繰り返すクライエントに、「川がさらさら流れるように、こだわらずにあっさりやろう[2]」などと語りかけるのは、クライエントの構えに対する対応の一例である。クライエントがこだわりから自由になり、ほどほどでよいという心構えを取れるようになると、治療はスムーズに進むようになる。

c. 治療者の心構え

治療者は、クライエントに対してこだわりのない、さらりとした態度で関わることを心がけるべきである。クライエントのペースにのって接するなら、彼らは「蝿取り紙[1]」のように粘着し、治療を「綱引き合戦[3]」のような無益な議論の場に変えてしまう。反対に治療者がこだわりのない姿を見せれば、クライエントの強迫的な姿勢が和らぎ、治療に取り組めるようになる。

d. 人間学による治療の理解

シュトラウス[4]やフォンゲープザッテル[5]の人間学では、クライエントは強迫性障害に特徴的な環界との交流の途絶えた、「死」によって満たされた世界、生成の停止した世界にいると表現されている。強迫症状は、彼らの内閉的世界と現実世界の間を繋ぐ隘路（あいろ）となっている。ここでのクライエントは、自らと現実世界との関係を定めるという課題に直面しているといえる。治療とは、強迫症

状が解けてゆく過程であるならば、クライエントが両方の世界に安住できるようになる過程としてみることができる。治療の進展の中で治療関係は、クライエントにとって外界との自由な交流の場の一つとして機能し始める。荒井らの症例報告[6]では、クライエントが治療者との共感的な交流を通じて強迫的な閉鎖された世界から抜け出る過程が記述されている。

II. 介入法、技法

本節では、強迫性障害の治療で用いられる基本的な介入法を紹介する。

a. 心理教育

心理教育では、強迫性障害の特徴や治療についての知見がクライエントや家族に伝達される。これによってもたらされる理解は、これから述べる介入を導入するための基礎となる。そこでは、強迫性障害についての無用の不安を回避し、治療のための心構えを整えることが目指される。

b. 症状への対応、不安を鎮める介入

強迫症状についての理解に基づいて、その症状を抑えるような介入が行われてきた。例えば、フランクルの「反省除去」[7]では、症状形成をもたらす囚われの悪循環の理解をクライエントに説明し、それを止めることが勧められる。また、それを系統的に行うものとしては、エリスの理性感情療法（rational emotive therapy：RET）[8]のような症状に直接チャレンジしてそれを抑えようとするプログラムを挙げることができる。そこでは、損失、攻撃、汚染といった強迫観念を合理的に説得によって打ち消そうとする介入が行われる。

また、従来から不安を減じる介入として用いられてきたリラクゼーション法や呼吸法などの導入も強迫症状に伴う不安を軽減するために有用である。

c. イメージによる介入

強迫性障害では、強迫観念にまつわるイメージが不安の源となることがある。それゆえ、クライエントのイメージを操作する技法がしばしば用いられてきた。成田[9]はこの強迫観念によって生じる不安に対して「青い空が白い雲を浮かべる

ように不安を心の中に容れておく」ように指示し、「そうすれば次第に心の器が大きくなって、不安がやわらいでゆく」と視覚的イメージを用いて説明する方法を紹介している。安永は、「静かにゆらめく海」「さらさら流れる川」といった液体のイメージや、触覚・嗅覚など感情型意識に近い性質の感覚の体験から強迫的不安を打ち消すのに有用だと述べている。これは、強迫性障害に見られる病理的イメージを別のイメージで中和する介入の可能性を示していると考えられる。

d. 逆説的介入

　クライエントが症状を抑制することにこだわっている場合は、逆説的な介入がクライエントの心構えを変化させるのに効果的である。フランクルの「逆説志向[7]」では、クライエントが強迫観念に抵抗するのではなく、逆にそれに従って行動することが薦められる。この介入にクライエントがユーモアを感じて笑って応じることができれば、彼は強迫症状の支配から逃れて、主体性を取り戻すことができるとされる。これに類似の介入として、逆説的心理療法における「症状の処方[10]」があげられる。さらに逆説的介入として、適当な回数の強迫行為をクライエントにしてもらうこともよく行われる。クライエントは強迫行為の実行を指示されることで、それに伴う葛藤や自責感を回避すると同時に強迫心迫を減少させることができる。これはまた、強迫観念に従うのでもなく、それを抑えるのでもない、どちらともつかない中間的状況を現出させることで、クライエントの完全主義やこだわりを減じるのに寄与するだろう。また、森田療法でいう「恐怖突入[11]」も、行動療法のフラッディング（flooding）と似ているのだが、恐怖を逆に克服の対象とするという発想の転換を求めることから、一種の逆説的技法としての意味があると考えられる。

e. 対人関係における介入

　従来から強迫症状には重要な対象をコントロールし占有する機制が含まれていることが指摘されている[3]。その病理は、対人関係、特に家族関係において展開することが多い。成田のいう「他者巻き込み[9]」では、強迫症状の不安を軽減させるために他者が利用されるが、その結果双方が不安を強め合うという病理

的な対人関係が生じており、それへの介入が必要となる。その例としては、ク
ライエントや家族の症状へのこだわりや不安を低下させるため、他者巻き込み
を伴う強迫行動の許容できる回数を定めるといった介入をあげることができる。

III. 治療プログラム

　ここでは、特定の理論に基づいて作成された治療プログラムを紹介する。

a. 行動療法

　行動療法では、多くの治療プログラムが強迫性障害の治療に応用されてきた。
それらは、不安を生じる刺激に身を曝して不安に慣れることによって不安を低
減させるフラッディングや、段階的に刺激に慣れることによって徐々に不安を
減らそうとする系統的脱感作療法（systematic desensitization）などである。そ
の中でも大きな成果を挙げているのは暴露反応妨害法（exposure and response
prevention）である[12]。

　この治療法は、暴露法（exposure）と反応妨害法（response prevention）を組
み合わせたものである[13]。ここでは、不安や強迫観念を引き起こす刺激をクライ
エントに意図的に体験させ、それに引き続いて出現する不安回避行動を妨害す
る介入が行われる。

　この治療の暴露の部分では、クライエントに不安状況に直面することが求め
られる。不安や強迫観念を引き起こす刺激は、不安階層表に従って段階的に呈
示される。そこでは、実際の刺激、もしくは代わりのイメージによる刺激が使
われる。暴露によって生じる不安は、それへの反応が妨害されること
（response prevention）によって持続するが、結局、慣れが生じて不安は減弱す
ると考えられている。このようにしてクライエントは、不安を惹起する状況下
でも、強迫行動や強迫観念を発展させないようになる。

b. 認知療法

　認知療法では、精神障害の発症に関わる認知の歪みを修正することがその治
療につながると考えられている[14]。この認知の歪みは、自動的に生じるパターン
化された思考や認知図式などのレベルに現れる。認知療法では、クライエント

と治療者の共同作業において、この認知のあり方を検証することが行われる。実際の治療では、問題に関わる自動思考や認知図式を同定し、それへの対策を実践することによってその修正が目指される。特に強迫性障害の認知療法では、強迫観念に先だって生じる否定的自動思考への対応（予防）、非機能的な危険認知（責任図式）を明確にして別の対策法を発展させることが重視される。この認知療法は、強迫性障害に対して行動療法に劣らぬ効果があることが実証されている[12]。

c. 森田療法

　わが国で独自に発展した心理療法である森田療法では、注意が集中することで感覚が過敏になることや自らの観念的な「かくあるべき」姿と現実の姿が対立し矛盾することから、強迫症状が発展し、それが固定化されると理解されている[11]。その治療では、症状形成をもたらすとらわれの悪循環を断ち切り、本来人間に備わっている自然治癒力を発動させることが必要であるとされる。それによってクライエントは自らの「あるがまま」を受け入れ、強迫観念からの自由を実現することができる。この治療は、絶対臥褥や軽作業などからなる入院治療や日記指導を含めた外来治療の中で実践される。

おわりに

　本節では、強迫性障害に有効とされる心理療法の考え方や介入法が提示された。これらの介入法は、それぞれ固有の理論に基づくものであるが、互いに共通点、共通要素が多くあり、一般の心理臨床のさまざまな局面で応用することが可能である。それらは、それぞれの発想の背景を理解することが必要ではあるものの、一種のパーツとして治療で使うことができるというのが筆者の考えである。治療者には、これらを使ってどのようにクライエントに適合した治療を組み上げてゆくかを考えることが課題となる。

文献

1)　Sullivan, H. S.（1956）*Clinical studies in psychiatry*. New York: W. W. Norton & Company.〔中井久夫、山口直彦、松川周悟訳（1983）『精神医学の臨床研究』みすず書

　　房〕

2) 安永浩（1992）「強迫型意識と感情型意識」『安永浩著作集II　ファントム空間論の発展』金剛出版、96-142頁

3) Salzman, L.（1968）*The Obsessive Personality*. New York: Jason Aronson.〔成田善弘、笠原嘉訳（1985）『強迫パーソナリティ』みすず書房〕

4) Strauße, E.（1938）Ein Beitrag zur Pathologie der Zwangserscheinungen. *Mschr Psychiat Neurol.* 98: 61-101.

5) von Gebsattel, V. E.（1938）Die Welt des Zwangskranken. *Mschr Psychiat Neurol* 99: 10-74.

6) 荒井稔、桜井信幸、永田俊彦（1987）「強迫症状をもつ精神分裂病の二例――"混じる"ことと"交わる"こと」『臨床精神病理』8：167-178.

7) Frankl, V. E.（1956）*Theorie und Therapie der Neurosen*. Wien：Urban & Schwarzenberg.〔宮本忠雄、小田晋訳（1961）『神経症I』、霜山徳爾訳（1961）『神経症II』みすず書房〕

8) Ellis, A.（1994）*Reason and Emotion in Psychotherapy*. New York：Citadel.

9) 成田善弘（1994）『強迫症の臨床研究』金剛出版

10) Weeks, G. R, & L'Abate, L.（1982）*Paradoxical Psychotherapy: Theory and Practice with Individuals, Couples and Families*. Lomdon: Routledge.〔篠木満、内田江里訳（1986）『逆説心理療法』星和書店〕

11) 森田正馬（1974）『神経衰弱と強迫観念の根治法』白揚社

12) Ost, L. G., Havnen, A., Hansen, B. & Kvale, G.（2015）Cognitive behavioral treatments of obsessive-compulsive disorder. A systematic review and meta-analysis of studies published 1993-2014. *Clin Psychol Rev* 40：156-169.

13) Sisemore, T. A.（2012）*The Clinician's Guide to Exposure Therapies for Anxiety Spectrum Disorders: Integrating Techniques and Applications from CBT, DBT*. Oakland: New Harbinger.〔坂井誠、首藤祐介、山本竜也訳（2015）『セラピストのためのエクスポージャー療法ガイドブック――その実践とCBT、DBT、ACTへの統合』創元社〕

14) Clark, D. A. & Beck, A. T.（2011）*Cognitive Therapy of Anxiety Disorders*：*Science and Practice*. New York：Guilford.

第11章

Case 9

慢性の痛みに対する
心理療法を受けた I さん

高岸百合子

①ケースの概要

● I さん　30歳代　女性

主訴：I さんの主訴は全身の痛みであり、具合の悪い時は起き上がるのも困難な状態に陥る。また、倦怠感や疲労感が慢性的にある。X-1年、事務系のパート勤務を始めたところ、腰および手の痛みが出現し、まもなく退職。ペインクリニックに通院開始し、筋膜炎と診断された。ブロック注射にて痛みの処置をしていたところ、次第に注射を要する頻度が上がっていったため、入院して精査したが器質的異常は認められなかった。線維筋痛症と診断され、その後は元のペインクリニックの外来にてフォローしていたが、テレビで紹介されていた認知行動療法（以下、CBT）に関心を抱き、CBT実施目的にて当院紹介となった。

生育歴：出生時、臍帯巻絡があり、帝王切開。言語・運動の遅れなく成育。高校卒業後事務職に就くが、ほどなくして仕事中に動悸、過呼吸が出現し、心療内科を受診。抗不安薬等薬物療法によって症状はコントロールされていたが、度々記憶がなくなるようになった。この頃から、過食、ギャンブルや買い物での浪費が目立つようになり、また、睡眠が不規則となり度々体調を崩した。その後妊娠を機に結婚、退職し、その後は専業主婦となった。家庭に入ると、子育てのストレスからか、食欲が低下し、極端な体重減少から短期の入退院を繰り返すようになった。内科医の勧めで精神科クリニックを受診し、定期的な通院を開始。少量の抗精神病薬を含む薬物療法と心理療法を継続している。

Iさんは夫と娘と同居している。隣の県に姉が住んでおり、Iさんを度々サポートしてくれている。

②治療設定

CBT実施目的で紹介され、初診医師診察後、CBT実施予定の心理士によるインテークを経て治療を開始した。8回を1クールとするプログラムを概ね隔週で実施して終了する予定であったが、途中1回の追加セッションと、CBT終了後半年間にわたるフォローアップを行った。各回の来院には常に姉が付き添い、セッション中は別室で待機していた。

1回のセッションは30〜40分であり、プログラム全8回を通して、痛みが生活の中心に置かれ痛みに振り回される生活から、自分自身が中心となり自分で物事を決める生活へシフトすることを旨とするCBTに取り組んだ。当院への通院と並行して、ペインクリニック、精神科クリニックでの治療も継続していた。

③治療初期の把握

杖をつき、一歩歩くごとに顔を歪めて痛そうな表情をしたり、話し出すと夢中になり身振り手振りを交えて表現するなど、相手に自分のことを分かってもらいたい思いが強いことが窺えた。「今は家族に迷惑ばかりかけているので、治して自分でいろいろできるようになりたい」と目標を話し、治療に対する動機づけの高さが感じられる。インテーク時の話の内容からは、知的に高く、感情状態により痛みが変化することへの自覚もあるなど、CBT適用により益が得られる可能性は高いと考えられた。ただし、パーソナリティの特徴として受動・攻撃的（passive aggressive）な傾向があり、痛みの表現が適応手段として機能しているもののクライエントにはその自覚は乏しいため、CBT内でどこまで意識化するかは考慮を要する。自記式尺度によるQOLは低く、生活上の困難が強く意識されている状態である。

④心理療法の経過

a. CBT プログラムの実施（前半）

　初回面接では、CBT モデルに関する心理教育を行ったうえで、クライエントの体験をモデルに沿って整理したところ、「外出時に（状況）」「急に痛みが強まって動けなくなる」と考え「不安になり（感情）」「外出できない（行動）」ために、結果的に気分が悪化するサイクルが確認された。加えて、「夫から心ない言葉を浴びせられる（状況）」と「不安、落胆、怒り」の感情が出てきて、「泣いてしまう（行動）」と語られた。〈その時、どんな考えが頭に浮かんでいるのですか?〉「この人とはやっていけない。いっそ手術が必要なくらい痛みが強くなったらいいのに」〈そう考えている時、身体の痛みに変化はありますか?〉「痛みは余計ひどくなる気がする」と、やり取りしながら CBT の 4 側面の図に描き込んでいくと、「こう整理すると、自分で痛みを強めているのかもしれない」と、自ら症状を悪化させている可能性への言及があった。CBT の目標は、「自立したい。自分で自分の行きたいところに行けるようになりたい」と定めた。

　続く第 2 回面接では、ホームワークへの取り組みから、「痛みが強まるのは、対人関係のストレス。家族と接していてストレスがたまるのは、外に出る機会を増やせば解決する。働いていた時はやり過ごせていたので」と、痛みの要因を自ら整理して話した。痛みへの対処法の一つとしてリラクセーション法をセッション内で試したところ、「自分が普段、全身ガチガチに力が入っているのだと気づいた。いつも頭がフル回転していて、リラックスできない」「さっきは何も考えなくて済んで、穏やかな気分」と、手ごたえを感じているようであった。

　しかし、普段より間隔が空いて実施した第 3 回面接では一転して、「リラクセーションをやっていると、気分が悪くなる」「過去のトラウマがフラッシュバックしてくる」「かえって痛みが強くなる」と否定的であった。実施に伴う不安を一緒に整理していったところ、セッション終了時には肯定的な態度となったため、リラクセーションへの否定的な評価はセッション間隔が空いたことによる不安への反応であったと治療者は理解した。普段の活動と痛みの関係

を探るための課題として、活動記録表をホームワークとして課し、セッションを終えた。

b. CBT 外セッション

　クライエントから電話での申し出があり、当初設定していた日程より予約を早めて実施。当日は、家庭内のトラブルがきっかけで現在は何もやる気が起きない状態であることを、堰を切ったように話し始めた。話が一区切りしたところでアジェンダ設定を行い、今回はCBTではなくこの話題を取り上げることとなった。「夫と口論になり、言い返したら《養ってやってるんだから、黙って言うことをきいてろ》と威圧された」「働けないと、生きている価値がないみたいに扱われる」「夫は私に治ってもらいたくない。私を下に見ることで、プライドを保っている」と、いかに虐げられているかを切々と訴えた。また、「最近記憶がとぎれとぎれで、自分が何をし出すか分からない」とも語られた。治療者はクライエントのつらい心情を受け止めつつ、クライエントの自律的な機能に焦点を当てようと試みたところ、「やっぱり治したい。夫に頼らずに生きられる人間に、絶対なってやる！」と前向きな発言がきかれたため、その後、ペーシングの心理教育を行い、活動記録表をホームワークとした（第4回面接）。

c. CBT プログラムの実施（後半）

　第5回面接以降は、これまでに比べて穏やかな表情であり、クライエントからも「最近怒らないし、イライラしなくなった」と変化が語られるようになった。ホームワークを着実に行い、セッション内の話も脇に逸れることが少なく、コントロールがよく利いている印象であった。家事など身近な活動からペーシングを試み、活動と休息のちょうどよいペースを探っていったところ、状況に応じて自分でペースを調整することができるようになっていき、「最近早起きができていて、家族のお見送りを玄関まで行ってしている。無駄に明るく振る舞うことをやめたら、楽だった」と肯定的な変化が語られるようになった。

　第7回面接では認知に焦点を当て、クライエントのペースを乱す考えを探り、それに対する対策を考えていった。「これまでは"痛いからできない""ああいう風に言われちゃうから無理"と諦めることが多くて、次第に"なんで分かっ

てくれないの!?”と不満が募っていた。でも、人のせいにしてもしょうがないと思ったら、かえって楽になった」「夫に怒鳴られると、私はだめ人間だからこんな仕打ちに遭うんだって思ってたけど、今は、夫の言い分のおかしいところも見えてきた。頭がクリアーになった感じ。このCBTも、金のムダだと反対され怒られたけど、絶対自分で治すって決めて、電話した。見捨てられるのが怖くて、ここに来ていることは言えてない。夫は、私を助けてくれる面もあるけど、私が下じゃないと、離れていってしまうかもしれない」と、自身の変化と共に自立することへの葛藤が生じていることが語られた。

　その後の第8回面接の前には二度のキャンセルがあり、治療者が電話で応対することが複数回あった。1ヵ月半ぶりの来院時には今までとは見違えるようなすっきりと明るい表情であらわれ、杖を使わず、足取り軽く動作もスムーズであった。「セッションの間が空いたので不安だったが、CBTが終わったらこんな感じだろうと考えて過ごした。最近娘との関係が良くなってきて、私が努力しているのを認めてくれているみたい。幸せだなと感じることが増えた」と嬉しそうに語った。第8回面接の内容として、認知再構成のために自分で使えそうな方法を話し合ったところ、プログラムの内容をよく取り込みながら自己観察と対処法の検討ができているようであった。

　最終回（第9回面接）では、プログラム全体のふり返りと再発予防計画を立てたところ、「考え方のスキルを身に付けることができて、自分を責めなくなった。前は頑張っているアピールをしていたけれど、それをしなくても認めてくれる人はちゃんと見てくれているし、しない方が気楽。人の心無い言葉に振り回されるより、自分がどう考えるかが大事。どうしても痛みが強くなった時は、家事を100パーセントやろうとしないことと、重たい物を持つ作業は人に頼むなどの対処をする。そういうことに気づけた」「自分がこんなに変われるとは思ってなかった。痛みはあるけれど、対処できる自信がついた」と嬉しそうに語った。

　その後、プログラム終了3ヵ月後に一度のフォローアップ面接を行った（第10回面接）。「仕事はまだ無理だけど、趣味のガーデニングを再開した」「やりたいことがたくさんあるけど、体力の問題、金銭の問題などで、今は我慢が必要。ゆくゆくは働きたい。そのために筋トレもしなきゃ」と今後に対する期待

と共に、「いつか我慢が爆発しないか心配」「慢性痛との付き合いのコツは分かったけど、まだ人間関係のこと、自分のことは未解決。こういう場は自分にとって必要だと思う。その機会をどう確保していくかが課題」と治療終結にあたっての不安も語られた。課題はあるものの、クライエントが一定程度安定していること、当院では継続的なフォロー体制はないことから、予定通り終結とした。

d. 再来院と転院

　フォローアップ・セッションの1ヵ月後、クライエントから「母が亡くなり、ショック状態。フォローがほしい」と相談再開の申し出があり、臨時セッションを設けることとした。クライエントは申し出の経緯と母への思い、過去の体験等について語り、今後の方針を話し合った（第11回面接）。「小さい頃から躾けとして暴力を振るわれた。近所の親戚の家に預けられた時に性的虐待を受けたので、それを母に言ったら全く信じてもらえなかった。母には《育ててやった》と恩を着せられ頼られるので、距離を置きたくて家を出た。姉から急に、母が亡くなった連絡を受け、茫然としている」と話し、「カウンセリングを受けたいけれど、どこに行ったらよいか分からない。ここで継続したい」と希望を述べた。当院でできる範囲として、約半年のフォローアップ期間を設けることとした。

　第12回以降の面接では、クライエントにとってその時に切迫している問題を本人が選んで語る形をとった。クライエントが過度に被害的あるいは一面的な見方に陥っていると感じた場合には、治療者は適宜ソクラテス式問答を行ったが、セッション中の時間の使い方は概ねクライエントに任せ、支持的に話を聴く方針をとった。対人関係上の問題、痛みや解離の症状が話題に上ることが多かったが、並行して、徐々に母親の死に対する悲嘆のプロセスも進んでいった。当初は「母を半ば見捨てるような形で家を出てしまった。そんな自分は人間失格なのではないか」と母親に対する罪悪感や後悔を語ることもあれば、「母のせいで、こうなった。厳しくされたから、私は自分を許すことができない」などと怒りを表現することもあり、クライエントの心情が揺れていることが窺えたが、次第に「そういえば母も、父や祖母になじられることがよくあっ

た。子ども心に、母を守らなきゃと思ったのを思い出した。母は母で大変だったのかもしれない」と母親を慮る発言が聞かれたり、「母の望む子にはなれなかったけれど、それは仕方のないことだ。私には私の考えや感じ方があるのだから」と、自分自身の在り方を認める発言が聞かれるようになり、語り口調は穏やかになっていった。

　ある時、急病になった娘を病院に連れていくために、ずっと避けていた車の運転をするという経験をし、「すごく緊張したけど、行けた。母親らしいことが少しはできてほっとした」と語った。夫との関係については相変わらずというものの、「主人は、居場所がない感じがあるから、家族に威張りたくなってしまうのだと思う。最近は娘が主人に冷たくて、見ていて気の毒になる。少しは優しくしてあげようかという気も出てきた」と、夫との関係が少しずつ柔らかいものになっているようであった。

　第16回面接では一転して非常に動揺した様子で、夫と大喧嘩をしたことで死にたくなったことや、頑張っても誰も認めてくれない虚しさや徒労感を泣きながら訴えたり、セッション間に電話で「普段からやっている対処がうまくいかない。困っているから相談に乗ってほしい」と申し出たりするなど、フォロー期間の終わりが近づくに従い不安定になることもあった。治療者はその都度、クライエントが自分で決めて対処できていることに焦点を当てる働きかけをしたところ、ある時には「もうすぐここでのカウンセリングが終わりだと思うと、不安になってしまった」「電話の後からは、普段の対処を思い出して、自分で自分を落ち着かせることができている」「リハビリを兼ねて、外出の頻度や活動量を増やしている。自分の努力をみて、主人が協力的な態度を見せてくれるようになってきている」と、波はあるものの着実に状況が好転していることが語られた。期間満了に伴い当院でのフォローは終了とし、その後はもとの通院先の精神科外来と、他機関でのカウンセリングに通うこととなった。

⑤考察

　プロトコルに則ったCBTを行う際、ターゲットとする疾患・症状の背景に、その方のパーソナリティの在り方が想定されるケースによく出会う。CBTは時間制限療法であり、セッション中は治療のターゲットに焦点を当て続ける必

要がある。型に守られていると感じる一方、扱いきれない事柄の多さにもどかしさも体験する。

　本クライエントは、CBT自体への取り組みは良好で、治療に伴い慢性痛が生活に与える影響は軽減し、慢性の痛みに対する自己のコントロール感のようなものには改善がみられた。他方、家族との確執を含む対人関係上の問題、解離や感覚過敏など、「慢性の痛みに対するCBT」の枠組みに入りきらない問題も多く抱え、心理療法的な関わりが不要になったわけではない。それが治療終結後に経験した死別により明確に示され、CBTの枠組みを出た形でのフォローを要した。それは、CBTの限界をつきつけるものでもあり、また、その人の人生のストーリーの豊かさを感じさせるものでもある。

　心理臨床家がクライエントに関わる時は、症状だけを見ているわけではない。症状も含め、その人の生活全般、さらには生き様と関わる。CBTを用いた関わりは、その人の人生の中から一つの症状あるいは問題を一旦切り分けて、それに対処する力を高めることを手段として、間接的にその人が自分の生活をマネージするのを助けることを旨としている。本ケースでは、「痛み＝自分にとってコントロールの利かないもの」との関わり方を身に付けることを通して、間接的に自立のテーマを扱ったと捉えられる。本クライエントにとっては、常に他者や置かれた状況、自分の状態等、自分ではコントロールし難い（とクライエントには感じられていた）ものが、CBTに取り組む中で、実は自分自身でコントロールできる要素も含むものであるということを発見し、自らの力を発揮する体験の機会となったと考えられる。

Case 9　ケースの見方
慢性の痛みに対する心理療法を
受けた I さん

林　直樹

　本章で取り上げた症例 I さんは、痛みに対する認知行動療法（CBT）が行われているのだが、その背景に生育史および対人関係の要因が強く作用していることが想定されるケースである。I さんのケース・フォーミュレーションを表 11-1 に示す。CBT は、精神症状や問題行動を直接の手掛かりとして進められる治療である。この特徴は、CBT の実証的研究の文脈に乗りやすいことなどのメリットを生み出し、その成功の大きな原動力となった。そのような CBT において、このクライエントの生育史的問題や対人関係の問題がどのように扱われるかは、大いに興味の惹かれるところである。また、このケースでは、痛みの表出が対人交流の一手段となっているが、それを本人が自覚していないという問題点がすでに治療開始時に把握されていた。

　この症例の治療の過程は、痛みに対する CBT と、その終了直後の母親の死亡によって強まった内的葛藤への対応との二つに分けることができる。前半の CBT では、治療開始早々から「（家族・夫に）迷惑をかけているので早く治りたい」と語り、夫との関係が問題になっていることがうかがわれた。さらにその後すぐに、夫との関係についての話を聞く予約外の面接を設定することを余儀なくされている。しかし、この面接によってクライエントの治療への動機づけは強化されたようであった。その後、自己観察と対処法の検討が継続的に行われ、ホームワークやペーシングなどの導入がスムーズに進められた。CBT の後半には、痛みが改善して生活障害が軽くなり、気分的にも明るくなるという成果が得られた。その後は、フォローアップ面接において対人関係や将来についての不安が語られたものの、当初の契約通りに終了となった。

　しかしその面接の直後、母親が亡くなり、クライエントの内的葛藤・混

表11-1 Iさんのケース・フォーミュレーション

評価領域	内容・説明
0.主訴、精神症状、精神機能（現症）、現病歴	・全身の痛みを軽くしてほしい。 ・もともと慢性的に倦怠感、疲労感が訴えられていた。 ・20歳頃に動悸、過呼吸、記憶がなくなるエピソード、過食・浪費が生じたエピソードがある。その後も食欲低下、極端な体重減少のため短期の入院治療が繰り返されていた。その後、精神科クリニックでの治療を続けている。
1.先天的（遺伝的）要因・身体的要因	・筋膜炎、線維筋痛症などと診断されている。
2.生育歴（発達歴の問題など）	・母親は躾けと称して暴力を振るった。また、発達期の性的被害に遭うが母親は理解を示さなかった。クライエントは、非共感的な母親に恨みの感情を抱いていた。 ・反面、「家庭内で辛そうで、自分のサポートを必要としていた」と母親に思いを寄せ、「自分は家を出て母を見捨てた」ことに罪悪感を感じていた。
3.認知・感情・行動・対人関係	・母親、夫に怒りを抱くが、それを十分表出できていない。「周囲の人々から認めてもらえない」ことで虚しさを感じている。 ・痛みの表出が対人交流の一手段になっている。 ・知的に高く、痛みと心理状態とを結びつけて理解できる。
4.自己イメージ・自己評価、同一性（長所・強みも含む）	・「（母親に厳しくされたために）自分を肯定できない」「自責的になりやすい」と述べる。 ・自分自身の感情やあり方を認めることがテーマとなる。
5.生活状況、および生活上の障害を生じている環境要因	・夫、子どもと同居。夫は、一方的にクライエントを批判、抑圧する人物である。
6.病気、治療についての考え方、治療関係（面接者との関係）	・「自分を分かって欲しい」と理解を求める姿勢が強い。 ・治療の枠組みを受け入れ、それを守ろうとする。

表 11-2　Iさんの治療関係の推移

	クライエント	治療者
治療についての思いのベクトル（時に現実的）	②治療者から受ける治療についての思いのベクトル ・CBT を希望する。同時に分かってもらいたい思いが表明されている。	①クライエントへの治療についての思いのベクトル ・CTB の枠組みに従って治療を提供する。 ・CBT 終了後、傾聴し表出を促す治療を導入する。
相手についてのベクトル（主に無意識・ファンタジー）	③上記以外の治療者への思いのベクトル（広義の転移） ・夫との問題を語り、その問題への対応を希望する。	④上記以外のクライエントから受ける思いのベクトル（広義の逆転移） ・CBT の枠組みから外れる問題を直接扱えないことをもどかしく思う （それに追加の面接を設定して対応する）

乱が強まったため、数回の面接が追加されることになった。そこでは、傾聴と表出を促進する介入が行われた。その面接の中でクライエントは、心中に長く抱いていた母親への不満、恨みを吐露し、さらに母親が体験していたさまざまな労苦を想うという作業を進め、葛藤を収束させていった。終了による治療者との別離を間近にして動揺が生じたが、それを乗り越えて治療を終了することができた。

　この治療における治療関係の推移を表 11-2 に示す。

　このクライエントの問題は、全身の痛み、および生育史・対人関係の二つの視点から捉えることができる。この両者は、互いに関連しているのであるが、この治療では別々の対応が行われてそれぞれで成功を収めたと見ることができる。すなわち、CBT では、痛みが改善し、さらに対人関係の問題も一部改善した。彼女にはもともと痛みを訴えることが無意識の対人関係パターンとなっているという問題が指摘されていたが、それを取り上げないうちに、全般的な改善が達成されたことは、CBT の効果の力強さを示すものであろう。

　CBTで一部の対人関係の問題までが改善していることに示されているのは、人間の心理が一つの統合体であって、一部の領域の改善によって他の領域の改善ももたらされることがありうるということである。つまり、この症例は、複数の問題があったとしても、その全てに対応することは必ずしも必要ないことを示している。

　しかし、このケースでは、母親の死亡によって、生育史に根差す問題が顕在化し、それに対して母親についての思いなどを十分に表現してもらい、葛藤の解決を促すという介入が必要になった。この症例において二つの様式の治療が行われたことには大きな意味がある。それぞれの心理療法には得意分野というものがある。この症例ではそれぞれの介入によってそれぞれの得意分野における成果が得られたと考えられるからである。つまり、この症例は、一つの治療で対応し漏らしたことが、別の様式の治療によって補われたとも読めるということである。

　この治療は、まず痛みに働きかけるCBTによる介入で成果を挙げ、さらに残された生育史的問題や対人関係の問題を取り上げてその解決へと導いたというものであり、しかもその異なる様式の治療が同じ治療者によって手際よく行われていたという点にも特徴がある。これは、決して一般的な方法ではないのであるが、それぞれに特徴の異なる心理療法を繋げて実施することの利点を考える上で、一つの範例とするべき治療である。

現代の認知行動療法

堀越　勝

はじめに

　認知行動療法（Cognitive Behavioral Therapy: 以下 CBT）は近年さまざまな分野で注目される精神療法である。現在、世界で公表されているさまざまな治療ガイドラインにも CBT の名称を見るようになった。CBT は精神分析の訓練を受けていたアーロン・ベックがうつ病患者に夢分析を試みる中で、うつ病患者に共通する自動的に発現する特徴的な思考に着目し、思考に焦点を当てた「認知療法」を開発した。また、それまでに精神分析と相対するスタンスで発達してきた行動療法は認知療法との間で思考に対する解釈を巡って論争を繰り返していたが、次第に認知療法の行動変容の部分を補う形で融合し、現在の認知行動療法の原型が生まれたと考えられている。「認知行動療法」の名称を初めに用いたのは、ストレス免疫訓練で知られるドナルド・マイケンバウムである。

I. 認知行動療法の発展

　CBT は開発当初は軽度のうつ病に限定されて実施されていたが、その有効性が確認されると、やがて慢性のうつ病、パニック症、社交不安症、外傷後ストレス障害（PTSD）、強迫症（OCD）など他の精神疾患にも応用され、それぞれの疾患に対する標準的なプロトコルを用いた実証的な介入研究が行われるようになった。有効性は無作為割り付け比較試験やメタ分析などの実証的な手法によって確かめられている。図 11-1 は CBT の介入の歴史をまとめたものである。

　CBT は近年、医療の領域だけでなく、教育や産業などの領域でも注目され、多種多様なプログラムが開発されている。医療の中では薬物療法などの医行為以外の医療介入である行動医学（Behavioral Medicine）または行動医療科学の

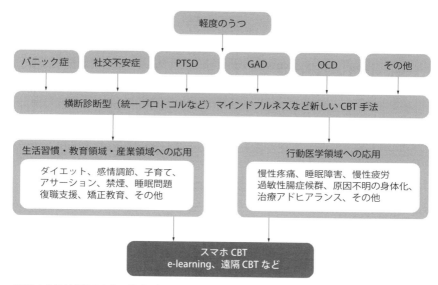

PTSD：心的外傷後ストレス障害（Posttraumatic Stress Disorder）
GAD ：全般不安症（Generalized Anxiety Disorder）
OCD ：強迫症（Obsessive-Compulsive Disorder）
CBT ：認知行動療法

図 11-1　認知行動療法の介入の歴史

分野で用いられるようになり、身体疾患に伴う精神的な問題（糖尿病に伴ううつ、喘息に伴う不安など）、原因不明の身体症状（慢性疼痛、慢性疲労など）、治療のアドヒアランス[1]、さらに生活習慣問題（不眠、ダイエット、禁煙など）などに応用されるようになった。提供方法も対面や集団で実施されるだけでなく、クライエントの必要に合わせてネットや携帯端末などを通しての CBT プログラムなども用意されている。また、それぞれの疾患に特化した診断特異的なプロトコルが多い中、診断を跨いで実施することのできる、診断横断型の CBT（例えば、統一プロトコル）も開発され有効性が確認されている。こうした有効性の高い CBT 以外にも、薬物依存、周期期、性格障害、発達障害などに対する CBT 応用も試行錯誤が繰り返されていること、さらに治療的な CBT だけ

1　アドヒアランスとは、治療や服薬に対して患者が積極的に関わり、その決定に沿った治療を受けること。〔出典　Answers「製薬業界用語辞典」〕。

でなく、予防、予後、また増強的に用いられる CBT も着々と準備されていることを付け加えておきたい。

II. 認知行動療法の基本理念とその応用

　どの領域で用いられるにせよ、基本的に CBT では、本人が抱える問題（うつ病など）の背後にある仕組みはほぼ同じと考え、同様のアプローチを用いる。通常の CBT では問題を身体、考え、感情、行動の四分野に分けて捉えられること（CBT モデル）、各部分が互いに影響し合うこと、特に思考、つまり解釈の仕方によって感情、行動、身体が影響を受ける、という原則を用いて理解する。本人にもその仕組みを理解してもらい（心理教育）、自分の問題を外側から観察してもらい（セルフ・モニタリング）、そこにある悪循環（問題維持要因）を同定すると共に、認知的（認知再構成など）、または変容が容易な行動的な介入（行動活性化など）を選択して実施する。ここで実践応用の一つの例として慢性疼痛に対する CBT を紹介したい。

　慢性疼痛は International Association for the Study of Pain（国際疼痛学会）によると「実質的または潜在的な組織損傷に関連する、あるいはこのような損傷を意味する表現で述べられる不快な感覚・情動体験」と定義され、その痛みが 3 ヵ月以上継続している状態を指す。言い換えると、慢性疼痛は主観的で心理的なものと考えられる。CBT では慢性疼痛を、身体的な感覚としての痛み「苦痛」と、精神的な痛みの「苦悩」と、それらによって導き出される「痛み行動」の三つの部分からなると考え、苦痛についてはリラクセーションなどを、苦悩に対しては認知再構成、痛み行動に対してはアクティビティ・ペーシング²などを行っていく。結果的に身体的な痛みの改善が見られることもあるが、CBT は、痛みに握られている人生のハンドルを取り戻し生活の質（QOL）の向上を目指す。CBT は慢性疼痛の治療ガイドライン、例えば Chronic Pain Medical Treatment Guidlines（2009）、慢性疼痛治療ガイドライン（2018）、腰痛診療ガイドライン（2012）、線維筋痛症診療ガイドライン（2017）などで、治

2　アクティビティ・ペーシングとは、フォーダイスが提唱した行動的介入で、痛みの状態に合わせて活動するのではなく、時間や目標を基にペースを作ってゆく介入方法。具体的には痛みに合わせるのではなく、30 分活動したら 5 分休むなどの計画を立てて実施することで、痛みではなく、自分が人生のドライバーになる練習を行う。〔Fordyce 1976〕

療選択の一つとして推奨されている。

おわりに

　2006年CBTの開拓者の一人である、アーロン・ベックはラスカー賞を受賞した。ラスカー賞[3]は、受賞者が後にノーベル生理学・医学賞を受賞することが多いことでも知られる、医学分野では極めて名誉のある賞である。ラスカー賞の審査委員長はアーロン・ベックの功績を讃え、「認知療法は、この半世紀における精神疾患の治療のなかで、その頂点であるとまでは言わないまでも、最も重要な発展の一つである」と評している（Altman 2006）。確かにCBTは精神疾患などの治療に対して有効な手段であるが、残念ながら精神疾患を抱える多くの人々が手軽にCBTを利用できていない現状がある。今後更にCBTが必要としている全ての人々の手に届くような創意工夫を国ぐるみで考える必要があるのではないだろうか。

文献

1)　Altman, L. K.（2006）Psychiatrist is among five chosen for medical award. New York Times, http://www.nytimes.com/2006/09/17/health/17lasker.html.

2)　ステファン・G・ホフマン（2012）『現代の認知行動療法――CBTモデルの臨床実践』伊藤正哉、堀越勝訳、診断と治療社

3)　Fordyce, W. F.（1976）*Behavioral Method for Chronic Pain and Illness.* St. Louis: C. V. Mosby.

3　基礎医学と臨床医学の優れた業績の人に与えられる賞。米国の実業家 Albert Lasker に因む。（出典『ジーニアス英和大辞典』）

第**12**章

パーソナリティ障害は
これからどうなっていくのか

林　直樹

はじめに──パーソナリティ障害概念の発展と変遷

　パーソナリティ障害（PD）[1]は、精神保健の問題を扱う上で欠かすことができないものであるが、その概念を巡ってこれまでに幾多の論争が交わされてきた歴史がある。古くは、わが国において反精神医学の流れの中で社会の側に立って人間を不当に評価するものと指弾されることがあった。実際の臨床場面でも、診断のために多方面の情報を集めなければならないし、その診断を治療に活かすことが容易でないという問題が十分解消されているとはいいがたい。

　歴史的にみると、PD の前身となる概念についての議論は、それが独立の精神障害というよりも、他の精神障害の不全型であるとか、その単なる影響の顕れに過ぎないとするものが主流であった。[1]この流れに異を唱えて PD を独立の精神障害だとしたのがシュナイダーであった。彼は、精神病質パーソナリティを「パーソナリティの異常さのゆえに自らが悩む（leiden）か、または、社会が苦しむ（社会を苦しませる：stören）異常」であり、平均からの偏倚だという特性がある（他の一般的なパーソナリティのあり方から隔絶した状態でないもの）とそれを定義した。つまりそれは、際立った疾病論的特徴や特異的な精神症状が[2]

ないことが PD の特徴なのだということである。

PD 概念の歴史には、それが他の精神障害や一般のパーソナリティ特性との区別が曖昧であるという特性が常に影を落としている。本章では、近年の PD 概念の変遷を辿り、さらにそこから導かれつつある PD の心理療法についての考え方を示すことにしたい。

I. 米国精神医学会の診断基準第 3 版（DSM-III）における変革

精神科疾病論の歴史の中で PD が特別の注目を集めたのは、1980 年に発表された米国の精神障害診断基準 DSM-III においてであった。その背景には、カーンバーグやマスターソンによる「境界例」を発達論の観点から PD であるとする主張が広く受け入れられていたという事情がある。このような議論の盛り上がりを受けて DSM-III において行われたのが境界例を境界性 PD と統合失調型 PD に分離して PD の類型として組み入れることであった。

さらに DSM-III では、このようにして PD の概念が拡充されただけではなく、PD が精神科疾病論を変革するための楔（てこ）として使われていたということができる。DSM-III で実施された二つの重要な変革は、そのいずれもが PD に深く関わるものだった。第一は、多神論的記述的症候論モデルの導入である。これは、ひと揃えの診断基準項目の中でその人に該当するものが規定数を上回れば、その診断を考えるという方法である。これは精神障害全般の診断の信頼性を高めるために採用されたものであったが、同時に全ての精神障害に診断基準が定められたことから、後述するように構造化診断面接が開発されて精神科疾病論に大きな影響を残すことになった。

もう一つの重要な変革は、多軸診断が採用されたことである。そこでは、クライエントの評価のための五つの軸が措定されたのだが、そのうちの第 I 軸と第 II 軸は、それぞれ「臨床症候群、精神障害には起因しないが医学的関与や

---

3 境界例とは、統合失調症（当時は早発性認知症）概念が確立した 20 世紀初頭、それと近縁の病態であるが、そうとまでは診断できないケースを指すようになった用語である。BPD の語に含まれる「境界」は、それに由来する。

治療の対象となる状態」と「人格障害および特異的発達障害[4]」であった。このように多軸診断においてPDおよびPDの類型の評価が一律に求められていたことは、それがPDを特別に重視する診断様式であったことを意味している。その結果、臨床で出会うケースの大多数でパーソナリティ障害が重畳していることが明らかにされ、PDのさまざまな臨床的意味が確認されることになった。

II. 精神障害の分類についての問題点

DSM-IIIで行われた変革によって現在の精神障害の診断、分類に以下のような重大な問題があることが明らかになった。

a. 精神障害の独立性の問題

DSM-III以降、全ての精神障害に診断基準、すなわちそれに特徴的な精神症状のリストが作成されたことから、構造化面接による診断の手法が発展した。それは、多数の精神障害の診断基準の症状を網羅的に評価して、精神障害の有無を評価するという診断方法である。そしてそれは、精神障害の症状評価や分類に大きな展開をもたらすことになった。すなわちそれは、精神障害に診断合併・併存が広汎にみられることを明らかにし、個々の精神障害が互いに独立のものだという想定を打ち砕いたのだった。従来の診断に代わる有力な仮説は、複数の精神障害に関わる共通要因の考え方である。それについては、内在化要因、外在化要因、疎隔、思考障害、身体化症状といった要因が提示されている[2]。このような精神障害の共通要因についての理解が進めば、精神障害の診断や分類は、大きく変化することになるだろう。

b. 多軸診断から超多軸診断へ

診断合併が一般的であることが明らかにされたため、個々のクライエントに一つの診断が定まればよしとする考え方は成り立たなくなり、代わって多くの

4　ここでの発達障害とは、ADHDやASDなどの現在の意味での発達障害ではない。DSM-IVでは、知的発達障害（精神遅滞）と明確化されている。
5　それ以降の軸は、第III軸 身体疾患および身体状態、第IV軸 心理社会的ストレスの強さ、第V軸 過去1年間の適応機能の最高レベルである。

視点から検討することが必要になった。DSM-5 では、DSM-III 以来の多軸診断が撤廃されたのであるが、その代わりが何になったかと問うなら、超多軸診断になったということができる[3]。すなわちそれは、精神科診断において PD の他にも、多くの精神症状や重要要因（発達障害や生育期外傷体験など）が考慮されるべきものとなったと理解できるのである。

III. 国際疾病分類第 11 回改訂版（ICD-11）における変革

a. DSM-5 からの変化

2018 年に発表された世界保健機関（WHO）の国際疾病分類第 11 回改訂版（ICD-11）では、DSM-5 でも重要な課題とされていたディメンション評価がさらに徹底して行われている。ここでは、ICD-11 で行われたその変革を見ていくことにしよう。その土台となった DSM-5 第 3 部の PD 代替診断基準[6]におけるディメンション評価は、パーソナリティ機能（自己機能と対人関係機能）の評価と病的パーソナリティ傾向の評価から構成されていた（本書第 2 章第一部付記 b. パーソナリティ特性（障害）の評価方法を参照）。前者は、PD の診断に関わるパーソナリティ機能の障害の程度の評価であり、後者はその特性パターンから PD のタイプを決定するための評価であった。

ICD-11 では、まず PD の重症度評価が行われるべきものとされ、次いで顕著なパーソナリティ特性の程度による評価・診断を行うことが原則とされている。ここでは、従来の PD のタイプ分類がほぼ撤廃され、ボーダーラインパターンを残すのみとなった。DSM-5 第 3 部の代替診断モデルの PD 診断と ICD-11 の PD 診断の重要な特徴を表 12-1 に対比して示す。

b. ICD-11 における PD 診断

ICD-11 において PD の診断を考慮する条件である全般的診断必要事項（General Diagnostic Requirement）を表 12-2 に示す。

PD の重症度分類では、全般的診断必要事項で示された特性の程度が評価される。すなわちそれは、自己機能の問題と対人関係機能の障害の広汎さ、感

---

6 DSM-5 第 2 部の PD の診断基準は、DSM-IV と同じものである。

表 12-1　DSM-5 代替診断モデルの PD 診断と ICD-11 の PD 診断との関係

診断モデル／主要な特徴	DSM-5 代替診断モデル	ICD-11
重症度評価	行われない。（ICD-11 の重症度評価で用いられる項目は、DSM-5 の全般的診断基準と共通部分が多い）	自己機能、対人関係機能、本人の苦痛や機能障害など（ICD-11 の診断必要事項に含まれる項目）の程度で評価される。
顕著なパーソナリティ特性	病的パーソナリティ特性がそれにほぼ該当する。（なお、精神病性（DSM-5）と制縛性（ICD-11）は対応していない）	顕著なパーソナリティ特性の程度が評価される。
タイプ分類	6 種の PD タイプが規定されている。病的パーソナリティ特性の程度によってタイプ分類が行われる。	原則として行われない。（ボーダーライン・パターンのみが残されている）

表 12-2　ICD-11 の PD の全般的診断必要事項（要約）

・自己機能（同一性、自尊心、自己認識の正確さ、自己志向性の側面）の問題 および／または 対人関係機能（親密な関係を形成・維持する能力、他者の視点を理解する能力、対人関係の葛藤に対応する能力の側面）の持続的障害。
・障害の持続期間が 2 年以上である。
・不適切な認知・情動的体験や表出および行動のパターンから障害が生じる。
・広汎な個人的および社会的状況にわたって障害が生じる。それは特定の刺激への反応であることもある。
・その障害は、発達的要因、社会的要因、文化的要因によるものではない。
・その症状は薬物または物質による影響、他の精神疾患によって（PD によるとするよりも）適切に説明されない。
・その障害は、個人的、家族的、社会的、教育的、職業的またはその他の重要な領域における重大な障害と関連づけられる。

情・認知・行動におけるパーソナリティ機能の障害、本人の苦痛や心理社会的な機能障害と PD の関連の程度である。顕著なパーソナリティ特性の評価は、その次に行われる。重症度分類と顕著なパーソナリティ特性の評価項目を表12-3 に示す。

　ボーダーライン・パターンは、顕著なパーソナリティ特性の評価における例

表12-3 ICD-11のパーソナリティ障害の重症度分類と顕著なパーソナリティ特性

・パーソナリティ障害（6D10）の重症度分類
・軽度（6D10.0）、中等度（6D10.1）、重度（6D10.2）、重症度不明（6D10.Z）*
・顕著なパーソナリティ特性（6D11）
・否定的感情（Negative affectivity（6D11.0））：否定的感情を体験しやすい傾向
・離隔／隔離（Detachment（6D11.1））：社会や他者に対して距離を置こうとする傾向
・非社会性（Dissociality（6D11.2））：他者の感情や権利を無視し、共感に乏しい傾向
・脱抑制（Disinhibition（6D11.3））：刺激に対して衝動的に先の見通しなく反応する傾向
・制縛性（Anakastia（6D11.4））：自らの固定化した信条に過剰にこだわり、他者をもそれに従わせようとする傾向
・ボーダーライン・パターン（6D11.5）：この特定子の評価基準は、基本的にDSM-5（第2部）のものと同じである。

---

* ICD-11では、パーソナリティ困難(personality difficulty)という評価も準備されている。これは、不適応を生じる認知・感情経験、感情表現のパターン。例えば、柔軟性がない、自己規制が不十分といったパターンであり、広汎な個人的および社会的状況にわたって生じるものである。ここでは、PDの顕著なパーソナリティ特徴がその評価に用いられる。ただし、これは障害とはいえない程度の評価である。

外である。これまでにBPDに対して多くの治療法が開発されているので、その適応となるクライエントを選び出すために必要だということで残されたものである。今後、顕著なパーソナリティ特性による評価よりも有用かどうかの検討が進められる必要があるとされている[4]。

ICD-11では、近年のPD概念の動きの中で特に大きな一歩が踏み出されたということができる。今後ともPD概念がどのような変貌を遂げていくかを注視していかなくてはならない。

おわりに――PDの治療についての新しい考え方

PDの心理療法では、これまでに多くの治療の研究が蓄積されてきた。それが最も精力的に行われてきたのは、BPDにおいてであり、多くの対照比較研究によって心理療法の効果が確認されていた[5]。しかし、2010年頃から、PDのクライエントに他の精神障害の合併が多数あることなどから、従来の研究方法の限界が指摘されるようになった。ライブリー[6]は、BPDでも問題や精神症状の組み合わせはごく多様であり、それを一つの専門治療で対応しようとするの

は無理があるので、治療技法を柔軟に組み合わせ、統合して実施するべきであると主張している。

　クライエントの示す問題ごとに対応してゆくと、それは勢い「もぐら叩き」[3]のような治療となるだろう。BPD を合併することが多い CPTSD の治療についてクロワトルも、前景に出ている訴えや症状およびその重症度や患者の好みなどを考慮して、ケースごとに個別の治療を考えるべきだと述べる。[7] 彼女は、その洗練されたものの例として、チョーピタらの MATCH-ADTC 療法（Modular Approach to Therapy for Children with Anxiety, Depression, Trauma, or Conduct Problems）[8] を挙げている。これは、しばしば複数の精神障害の合併を呈する若年クライエントの個別的ニードに応える診断横断的治療のために作成されたプログラムである。そこでは、クライエントの呈する症状とそれに対応する治療の多数の治療モジュールが準備され、それぞれの病態にきめ細やかに対応することが目指されている。その基本となるのは、①うつ状態に行動活性化、②パニック症状に呼吸法・リラクゼーション、③感情コントロール不全に癒しの感覚の体験、④心的外傷に意味を見出す援助の治療モジュールである。この治療モジュールの選択では同時に、クライエントに三つの主要な問題を挙げてもらい、それらも考慮に入れることとされている。さらに対象者全員に対して行われる、セルフモニタリング、セルフコントロール、自己への焦点付けのトレーニングや、治療への動機づけといった一般的な介入が治療プロトコルの中に組み入れられている。また、実施されているモジュールが効果的でないと判断されると、別のモジュールに切り替えるプロトコルも準備されている。

　このような考え方は、精神障害が多く合併している病態への治療がいかにあるべきかという問いへの一つの答えとなる。ここでは、クライエントの個別的ニードと治療・介入レパートリーの両方を勘案して治療が決定されている。これは、「パッチワーク方式」の治療と呼ぶことができるように思われる。[3] このような考え方は、それを合併精神障害の主要部分である PD の治療にも応用することができる。

　現在、PD や精神障害診断の見方が変化する中で、その心理療法をどのように組み立てるかは、私たちの重要な課題になっている。それへの対応は、新しい臨床や研究の知見に依拠しつつ、さまざまな方法を考案・実践しながら、こ

の問題に対応してゆくこと以外にはないように思われる。

引用文献

1) 林 直樹 (2014)「パーソナリティ障害概念の歴史 DSM-III 以前」『DSM-5 を読み解く』神庭重信、池田学編、中山書店、138-150 頁

2) Kotov, R., Ruggero, C. J., Krueger, R. F., Watson, D., Yuan, Q. & Zimmerman, M. (2011) New dimensions in the quantitative classification of mental illness. *Arch Gen Psychiatry* 68: 1003-1011.

3) 林 直樹 (2019)「パーソナリティ障害から見た精神障害の重層」『精神科診断学』12、16-24 頁

4) Watts, J. (2019) Problems with the ICD-11 classification of personality disorder. *Lancet Psychiatry* 6: 461-463.

5) 林 直樹 (2014)「境界例（境界性パーソナリティ障害）の非薬物治療」『精神科』25、28-33 頁

6) Livesley, W. J. (2012) Moving beyond specialized therapies for borderline personality disorder: the importance of integrated domain-focused treatment. *Psychodyn Psychiatry* 40: 47-74.

7) Cloitre, M. (2015) The "one size fits all" approach to trauma treatment: should we be satisfied? *Eur J Psychotraumatol* 6：27344.

8) Chorpita, B. F. & Weisz, J. R. (2009) *MATCH-ADTC Modular Approach to Therapy for Children with Anxiety, Depression, Trauma, or Conduct Problems.* Florida: PracticeWise LLC.

第13章

ケース検討会における学びと
心理臨床の実際

はじめに

　精神療法、心理療法の習得はケース検討会に始まりケース検討会に終わると
言っても過言ではない。また、これら精神療法、心理療法に携わる治療者の中
でケース検討会に参加したことのない治療者は、ほとんどいないであろう。施
設によっては当たり前のように定期的に開催されるものもあれば、なかなか検
討会を行えない、参加できない立場の治療者もいるかもしれないが、いずれに
せよ何らかの形でケース検討会に参加する機会があるはずである。ケース検討
会はなくてはならない事柄のうちの一つである一方で、その重要性に関して体
系的に記述されることは意外に少ないとも言える。ケース検討会は何故必要な
のか、何故重要なのか、そして、それは日常の精神科、心理臨床の中にどのよ
うな影響を与え、生かされ、つながっていくものであろうか。本章では、限ら
れた紙面ではあるが、それらの点について考察してみたい。

I. ケース検討会の目的

　ケース検討会の目的について、下山は、「介入に向けての見立てを形成する
作業を援助すること」としており、続けて、ある種の学派、心理療法が理論に
沿って正しく行われているかを評価、批判することではないとも述べている。
ケース検討会はケース提示者の発表を手掛かりに、問題に関連する出来事を把
握し、それらの出来事が問題の成り立ちや維持にどのような意味を持っている
かについて、その場に参加している人と共に探っていく共同作業と言ってもい

いかもしれない。そのプロセスの中で、提示された一つのケースを超えて役立つ対処の仕方や視点などを得ることで、他のケースにも応用できるものになっていくということもケース検討会の一つの目標になるであろう。さらには、事例研究という言葉があるように、一つのケースを検討することから普遍的な仮説や臨床的疑問が生まれ、それが実証的研究につながり、医学的・心理学的に新たなエビデンスが生まれるきっかけにもなりうる。

II. ケース検討会という体験

　ケース検討会にはいろいろなやり方があるが、基本的には、まずケースの提示から始まる。このケースの提示がとても重要であることは疑いようがない。ケースの提示は自身の主観を取り除き、どのようなことが事実として起こったかを時間の経過に沿って提示することが望まれる。一方で、実臨床の体験を多くの人の前で限られた時間の中で提示するためには、面接時の記録からレポートを作成し実際に発表するプロセスの中で、どうしてもさまざまな事柄を省略していかなければならない。その中でケースを報告する提示者の主観、個性が入ってくるのはやむを得ないことであるかもしれない。このことについて、河合は「一つの事例報告はその報告者の人格と切り離せないものになってくるのである」[2]と記述し、西村は「ケースカンファレンスは、患者への反応を通して、報告者の感じ方、ひいては報告者自身の人格さえ、あらわにされる怖い体験でもある」と表現している[3]。

　実際、ケースを提示した発表者が批判の対象になって切り刻まれるような体験をしたり、不用意な自己開示の場になってしまったりして、ケース検討会が発表者にとって非常に大きな負担になってしまうこともありえる[4]。このような検討会は、結果として、クライエントにも良い効果をもたらすものとは成りえない。

　小谷野らは、精神科看護師がケース検討会にケースを出すという体験がどのようなものであるかについて質的研究を行っている[5]。研究の結果、ケースを検討会に出す意味について、実際の臨床にどのように役立てていくかといったケース検討会本来の目的に関係するものの他に、参加者に対する不信感や、精神的な負担、ケース提示者がグループによって支えられたという感覚、さらに

は自己理解の深化など、ケース提示者の内面に関する項目が抽出されている。ケース検討会自体が一つのグループ療法のような機能を持っているということでもあるかもしれない。

III. グループとしてのケース検討会

　ケース検討会も一つのグループと考えれば、そこにグループの力動が出てくるのは当然のことであろう。ケース検討会そのものは一回一回が独立したものであったとしても、また定期的に繰り返されるクローズドのケース検討会などでメンバーが固定されていればなおのこと、グループのプロセスやグループの成熟度が検討会の内容に影響を及ぼしてくる。グループの雰囲気によってケース検討会の内容も随分変わってくる。卒後教育の中で行われるものであれば、ケース提示者や参加者が評価される、もしくは評価されていると感じるグループもあるであろうし、前述の通り、グループによってはケース提示者が非常に傷つく場に検討会がなってしまうこともあるであろう。

　一方で、フレンドリーで自由に意見を言い合えるグループもある。しかし、あまり馴れ合いのような検討会になってしまっても、また単に助言をもらうだけを目的とした検討会になってしまってもなかなか学びは少ない。実際、グループに批判的で内省的な一面がなければグループ・プロセスは進んでいかないし、ある種の不安・緊張がなければ進歩していかないとも言われている。[6] ヤーロムの言うような、依存から始まり、葛藤・支配というプロセスを経て受容、信頼の構築された凝集性の高いグループに至るといった集団療法におけるプロセスの考え方や、ビオンの基本的想定、ギブの言う社会的グループ相互作用における不信・恐怖に基づく懸念など、グループ療法の考え方をケース検討会に応用していく立場もあるようである。[4][6][7] 実際、繰り返し行われるケース検討会は回を重ねるごとにグループは成長し、ケース提示者を含む参加者一人一人がグループの成長に対して役割を担っている。[4]

　より積極的に、これらグループの力動を初めから意識してケース検討会を施行していく方法も考えられる。このような立場から村山はPCAGIP法を提唱している。[8] ちなみにPCAGIPとは、PCA：Person Centered Approach, G：group, IP：Incident Processである。検討会の場を一つのコミュニティ、エン

カウンターグループとして捉え、基本的には名前の通り PCA を基本とし、ケース提示者の自己実現の方向性を大切にする。これらの中で「批判しない」ということを一つのルールにして検討会を進めていく。検討会の司会者はリーダーというよりはファシリテーターであり、ケース提示者を含む参加者全員の安心感を高め、相互作用を促進する。その場の全員がグループに対して責任を持ち、ケース提示者と共同で問題解決の方向を探索する援助をしていく。結果として、ケースの問題成立に対する理解を深め、問題解決に向けての、より適切な方法を見出していくことになる。

IV. ケース検討会をどのように聞くか?

以上のことを踏まえて参加者はどのようにケース検討会に参加していけばよいのだろうか。基本的には、ケース検討会はケースの提示者と司会者のみならず、そこにいるもの全体で作り上げていき "共に解決策を探る" 共同作業である。したがって、主体的に参加し、積極的、率直に発言することが望まれる。しかし、時には、積極的、率直な発言は前述の "批判" につながりやすい。だからといって、この "批判" という言葉に囚われ過ぎれば何も言えないことになってしまう。この辺のバランスを考えつつコメントすること自体が心理臨床そのものだとも言える。山中は、ケース検討会での参加者の聞く態度として、次の三つの立場から多面的に聞くことを勧めている。すなわち、ケースを担当している「治療者の立場」、それを「聴く立場」、そして「クライエントその人の立場」である。[9]

ケース検討会に出されるケース、特に、提示された時点で継続中のケースは提示者が対処困難になったため提示されるものも多い。そのようなケースでは見立て、すなわちケースの問題成立や維持のメカニズムに対する仮説が固まってしまい、身動きが取れなくなっていることも少なくないであろう。そのような場合、固まってしまった見立てを緩めるための自由で柔軟な発想が必要であり、それを生み出す場の一つとして、グループの力動がケース検討会に必要な機能の一つになると言っていいであろう。その意味においても、山中が参加者の聞く態度として挙げた三つのように、さまざまな立場からケース検討会に参加することは意味のあることである。

クライエントの立場に立って参加してみることでクライエントの言葉が理解できることもある。治療者であるケース提示者の立場になってみることで、自分との差をチェックしながら治療者の立場を理解することができるし、クライエントの特徴的な在り方についてもチェックできることもある。このように多面的な視点を得ることにより、今まで見えなかった事柄が見えてくることも多く、固まってしまった見立てが緩んでいくきっかけになりうるのである。

V. 実臨床とのつながり

　ケース検討会が終わった後もさまざまな考えや気持ちが続いていくことは少なくない。ケースを提示した発表者であれば、今まで気がつかなかったことに気づいたり、うまくケースを提示できなかったことを考え続けたり、新たな考察が浮かんだりすることもあるであろう。参加者であれば、提示されたケースを自身が担当するケースの理解や対処の参考にするであろう。

　ケース検討会の中で、自分の見立てや議論したい事柄が検討会の流れや内容に必ずしも一致しない時は、どことなくストレスが残るものである。検討会での議論展開に沿わない自分の関心事や考察は脇に置きつつ、議論の流れに乗っていくことは意外に容易ではない。何故こうなるのか、また、どうしたら検討会の流れに入っていきつつ自分の考察もそこに融合させていけるかを考えながら参加することになる。これもまた、実臨床でよく起こる治療者の心の中のプロセスとも言える。

　次に、ケース検討会で得たことをどう実際の臨床に生かしていくかであるが、これも必ずしも容易ではない。ケース検討会にケースを提示したが故に、かえって、実際のケースがうまく動かなくなってしまうことさえありうる。特に、現在進行しているケースが提示された場合、ケース提示者は実臨床の中でケース検討会を踏まえた面接をすることになる。その際、ケース検討会で今まで気づかなかったことをいくつも指摘されてきたがために、それまでとは全く違う質問や聞き方をしてしまったり、違う態度で臨んでしまったりして、それまでは自然に成立していた「関係性」が急に流れを変えてしまうこともある。むしろ不自然で好ましくない方向に向かってしまうことすらある。このようなことを、山中は「症例検討会症候群」として注意を促している[9]。実際、ケース検討

会での議論は実際の臨床とは少し違うものだとも言えるし、また、ケース提示者が検討会で得たものを咀嚼しきれないまま使えば当然そのような事態になることもあるであろう。ケース検討会で言われたことをそのまま導入するのではなく、一度自分の中で熟成させ、今一度目の前のケースに当てはまるかどうかを熟慮することも必要である。その意味においては、ケース検討会の後に、身近に、スーパーバイザーや実臨床の先輩などと話し合う機会もまた重要であると言えよう。

いずれにせよ、次にケース検討会に出すことを想像しながら実臨床にあたる時、臨床は随分と内容が変わってくるに違いない。例えばケース検討会のコメンテーターだったら、司会者だったら、あの時の参加者の誰それだったら何と言うであろうか、等と考えることもできるであろう。神田橋は治療者ともクライエントとも違う視点を持つことの重要性を指摘しているが、ケース検討会そのものがまた、そのような役割を担うのかもしれない。[10]

おわりに

以上、ケース検討会における学びと心理臨床のつながりについて考察した。ケース検討会は自分以外の視点、考え方、感じ方、捉え方があるということを学ぶ大切な場であり、他者に対する共感と自分に対する理解が深まる場でもある。ケース検討会をより学びの多いものにするためには、ケースの提示者も、司会者も、参加者も、さらにはケース検討会を運営する主催者や事務の方々も含めて、それぞれが重要な役割を持つ。それぞれの役割を意識し、互いを尊重し、積極的に参加することによってケース検討会はより良いものに成長していく。その中に個人の成長があると言ってもいいであろう。やはり精神科臨床、心理臨床はケース検討会に始まりケース検討会に終わるのかもしれない。

文献

1) 下山晴彦（2013）「ケースカンファレンスの目的と方法」『精神療法』39（5）643-648頁

2) 河合隼雄（1986）『心理療法論考』新曜社

3) 西村良二（2013）「精神科卒後教育におけるケースカンファレンス」『精神療法』39（5）、721-725頁

4) 成田善弘監修（2018）『事例検討会から学ぶ──ケースカンファレンスを作る５つのエッセンス』金剛出版

5) 小谷野康子、日下和代（2005）「精神看護領域の事例検討会における事例提供という体験の構造」『日本精神保健看護学会誌』5；14（1）、53-62頁

6) ノーマン・ウォン、日本集団精神療法学会（1985）『ウォン教授の集団精神療法セミナー──グループ療法の始め方と進め方』星和書店

7) Burka, J., Sarnat, J., John, C.（2007）Learning from experience in case conference: A Bionian approach to teaching and consulting. *J Psychoanal* 88（4）：981–1000. Available from: http://doi.wiley.com/10.1516/ijpa.2007.981

8) 村山正、中田行重（2012）『新しい事例検討法 PCAGIP 法入門──パーソン・センタード・アプローチの視点から』創元社

9) 山中康裕（2001）「事例検討と事例研究」『臨床心理学』1（1）、17-20頁

10) 神田橋條治（1990）『精神療法面接のコツ』岩崎学術出版社

終 章

心理療法の これから

堀越 勝

はじめに

　心理療法は対話を通して行われる介入法である。学派によって治療原理が異なり介入方法もそれぞれに開発されているが、それらの治療原理に基づいた介入はほとんどクライエントと介入者間で交わされる対話を通して実践される。介入者は二者間の対話から、相手が抱える困りごとやその本質などを知り、介入方法を選択して導入することになる。また、クライエント自身も同様に対話の中で、体験している困りごとの背後にある本質的な原因や悪循環などに気付くとともに、わだかまりや不明な事柄を言語化することで自らが抱える正体不明の闇の部分に光を当て、問題解決の糸口を掴むことができる。

　臨床場面で交わされる対話の質は直接治療関係の質に結びつき、その治療関係が有効な介入の土台となる。治療的な対話をどのように行うか、またその対話の中で何をどのように話すべきなのかを突き止めたいという願いは心理療法を生業とする専門家たちが抱える共通の課題であり、理論的に解明しようとする試みや実証的な調査が今日に至るまで続けられている。[1]

I. 理想の心理療法家

　1949年、米国のデンバー州ボルダーにおいて、心理療法に携わる専門家たちが一堂に会し、心理療法のこれからについて、そして心理療法の訓練について議論した。所謂「ボルダー・カンファランス」である。その会議で提唱されたサイコセラピスト（心理療法家）の理想像は「サイエンティスト・プラク

ティショナー・モデル」（Scientist-Practitioner Model：SPM）であった。ここで議論の対象となっていたのは、米国の博士レベルのサイコセラピストである「クリニカル・サイコロジスト」（Clinical Psychologist）であるが、ある意味で心理療法に携わる専門家全体の質や訓練について、また心理療法自体が目指すべき方向を定めた出来事と考えられている。ここで示されたのは、心理療法に携わる専門家は独断と偏見ではなく科学的な頭脳を持つと同時に、実験室を出て臨床現場で患者・クライエントの現実と向き合い、彼らのニーズに合ったサービスを提供することのできる臨床家である。端的にいえば、研究と臨床のバランスの取れたサイコセラピストが理想像として掲げられたのである。

　それでは、その理想の「クリニカル・サイコロジスト」は現在何処にいるのだろうか。そして、現在の米国では、そのサイエンティスト・プラクティショナーが日々育っているのだろうか。米国における心理療法の現状を探ることは、心理療法がこれから目指す方向を予測する一助となるのではないだろうか。

II. 米国における心理療法の現状

　米国では正式な資格を持った博士レベルのサイコセラピストになるためには米国心理学会および州の正式な認可を受けた臨床心理学プログラムに入学する必要がある。そして、入学する際にはリサーチ・コースかクリニカル・コースのどちらかに振り分けられることになる。

　まずリサーチ・コースは一般的な心理療法の訓練だけではなく実証的な臨床研究の手法など、研究法や統計法などを身に付けることが求められる。最終的な学位は学術（アカデミック）学位であるPh.D.（Doctor of Philosophy in Clinical Psychology）であり、将来的には、大学の教員、または研究者として身を立てることを想定した訓練が実施される。逆に心理系の大学教員や研究者を目指す場合には、間違いなくPh.D. 学位を取得していなければならない。

　一方のクリニカル・コースであるが、訓練の内容としては臨床に重きがおかれ、ある程度のリサーチ技術を学びはするものの、博士論文もPh.D. のように実証的で出版できるだけの質を持った論文ではなく、症例検討やケース・レ

ポートといった実践的、また臨床的なものが要求される。学位は職業学位の Psy.D.（Doctor of Psychology）である。将来的には臨床家として、自ら開業したり、クリニック、病院などで働いたりすることを主な着地点とした訓練を受ける。大学で Psy.D. サイコロジストが雇われる場合はほぼ間違いなくクリニカル・スーパーバイザーやクリニカル・コーディネーターなどの臨床訓練の部分を担当することになる。

　通常、リサーチ・コース（Ph.D.）の募集人数はクリニカル・コース（Psy.D.）に比べて少なく、プログラムに入学した1割から2割がリサーチ・コースの学生で、残りはクリニカル・コースの学生である。当然、リサーチをすることができるだけの学力が求められる。通常学費は免除され、ティーチング・アシスタントとして報酬を得ることができる。元来、米国ではクリニカル・サイコロジストになることは非常に狭き門であるが（弁護士資格よりも難しいとされている）、なかでも Ph.D. 候補生として大学院に受け入れられることは難しい。

　このように、現在の米国ではサイエンティスト・プラクティショナー・モデルのサイエンティストとプラクティショナーはそれぞれ異なったコースに進み、基礎的な臨床訓練などは共通の訓練メニューとしてこなし、3年生以降はそれぞれに特化した訓練が用意されている。したがって、クリニカル・サイコロジストという職業全体として捉えるならば、両方の訓練を受けた専門家集団ということになり、サイエンティスト・プラクティショナー・モデルは実現していることになるが、それぞれのコースが導く先に広がっている世界はかなり異なるものになる。

　日本で考える米国のクリニカル・サイコロジストは Ph.D. 側のサイコセラピストを想定していると想像する。なぜなら、日本では翻訳された書物または論文で臨床心理学や心理療法を学んでいるからである。日本で出版されている臨床心理学の本のほとんどは Ph.D. の著作だからである。残念ながら、Psy.D. は臨床家であって、執筆や研究をする舞台はほとんど用意されていないのである。図は米国のクリニカル・サイコロジストの現状をまとめたものである。

1　Ph.D. はアカデミック・ディグリー、Psy.D はプロフェッショナル・ディグリーと呼ばれることもあり、医師が医学博士を取得すると M.D. Ph.D. と表記するが、M.D. が職業学位、Ph.D. が学術学位に当たる。

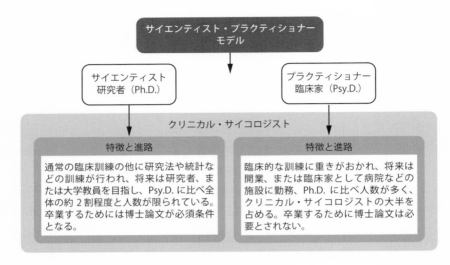

サイエンティスト・プラクティショナー
モデル

サイエンティスト
研究者（Ph.D.）

プラクティショナー
臨床家（Psy.D.）

クリニカル・サイコロジスト

特徴と進路

通常の臨床訓練の他に研究法や統計などの訓練が行われ、将来は研究者、または大学教員を目指し、Psy.D. に比べ全体の約２割程度と人数が限られている。卒業するためには博士論文が必須条件となる。

特徴と進路

臨床的な訓練に重きがおかれ、将来は開業、または臨床家として病院などの施設に勤務、Ph.D. に比べ人数が多く、クリニカル・サイコロジストの大半を占める。卒業するために博士論文は必要とされない。

図　米国のクリニカル・サイコロジスト

III. サイエンティスト──研究者たち

　サイエンティスト・プラクティショナー・モデルのサイエンティストの部分を突き詰めていくと、結果的に科学的な手法を用いて臨床に役立つ研究を実施する研究者として認められることになる。

　科学的な手法としては、まず、ある特定の心理療法の効果を探るためにランダム化比較試験（Randomized Controlled Trial: RCT）などの臨床試験が計画され、結果が論文や書籍として発表される。質の高い臨床研究を実施するためには、研究課題に関連する論文を広く読み、RCT などの質の高い実証研究の実施を目指すことになる。そして、倫理委員会などの審査に耐えうる研究計画を立案し、競争的研究費などの資金調達を行わなくてはならない。幸運にも研究を走らせる準備が整ったとして、今度は被験者のリクルートを行い、実際の介入を厳密に行い、データを集めて管理していくなど、満足なリサーチを実施したいのであれば、当然片手間ではできないことを思い知ることになる。したがって、仕事の大部分の時間とエネルギーはそうしたリサーチ関連のことに費やされる。ある意味でそうでなければ質の高い実証的な研究を走らせることは

不可能なのである。当然なこととして、あれもこれもとさまざまな研究に手を
つけることはできず、基本的に何らかのトピック、例えば不安症やうつ病など
に特化した研究を続けていくことになる。中途半端で質の低い臨床研究を計画
したとしても、競争的な研究費の獲得が難しいだけでなく、インパクト・ファ
クター²の高い医療雑誌、例えば世界４大医療ジャーナル（*New England
Journal of Medicine*、*The Lancet, JAMA：Journal of the American Medical
Association, BMJ：British Medical Journal*）などの名だたる雑誌への投稿に耐え
うるだけの研究の質と結果を維持することは困難である。さらに、サイエン
ティストの中には基礎研究のルートを採り、正確な査定のための尺度や査定技
術の開発に勤しんだり、脳画像を使った脳の部位の変化や脳内ネットワークの
解明などに挑戦したりする研究者も出てきている。

　科学的に満足できるリサーチを実施することを求める専門家たちは、必然的
に設備やフィールドの整った大学や研究所に属することを望み、次第に誰も手
を付けていない新しい研究を探し、その研究結果を論文やその他の著作物とし
て発表していくことが主な仕事になってしまう。業績は論文の数、著作、学会
発表の数ということなる。投稿して採択されるためは、常に新しい題材、斬新
な視点が求められており、結果的にリサーチャーたちの心の置き場は臨床現場
から実験ラボの中に移動してきてしまう。そして、そのリサーチャーたちの書
作物や研究論文は一部が遥か海を渡って日本でも邦訳され、「現在、最も注目
されている療法」「今、一番進んだ療法」などと紹介されることになる。

　しかし、実際には米国の大多数のプラクティショナーたちは、一番新しいこ
とに挑戦するよりも、ごく普通の心理療法を着実に実施することで充分な効果
を上げているのである。そうした事実を受けて、近年、研究方法も単にRCT
などの厳密な実証試験を頂点とする理想的で統制の取れたエフィカシー・スタ
ディ（Efficacy Study Trials）だけではなく、実際に病院など「現実世界（Real
World）」の臨床現場に即したエフェクティブ・スタディ（Effectiveness Study
Trails）にも目が向くようになってきている。また、科学的なデータを臨床現
場に応用するための学問、例えば実装科学（Dissemination and Imple-mentation

2　学術雑誌に掲載された論文の引用回数を測る指標。

Science）やトランスレーショナル医療（Transrational Medicine）も登場してきている。

IV. プラクティショナー ―― 臨床家たち

米国でサイエンティストに対して臨床現場で働く臨床家、プラクティショナーたちの動向はどうなっているのだろうか。プラクティショナーたちは、日々押し寄せる患者・クライエントの対応に忙殺されながら、徐々に科学的なリサーチを実施し、論文発表していく余裕と時間がないことに気付かされることになる。やがて、リサーチをする専門家と臨床を行う専門家は違う世界に生きることになり、プラクティショナーは開業し、自分よりも若い専門家を雇い入れ、なるべく多くの患者・クライエントに対して介入することができるように環境を整えていく。

ほとんどの州では臨床技術の訓練の一環として、サイコロジカル・アシスタントという仮免許システムを導入している。これは、博士号の前期部分、修士を満足に終えたクリニカル・サイコロジストの卵たちに、スーパーバイザーの指導の下で実施するという条件付きで、クリニックなどで有料の実臨床に携わることができる制度があり、プラクティショナーを育てるための臨床フィールドとして教育機関である大学院は優れたスーパーバイザーのいるクリニックやその他の医療機関に学生を送り出すことが多い。また学生も高額な学費を稼ぐことと臨床訓練の両立ができる、サイコロジカル・アシスタント業を学業の合間に始めることが多い。卒後、さらに州のライセンスを取得した後には、一般的には自分の下に5名までアシスタント（サイコロジカル・アシスタントや卒後の資格試験合格までのセラピストなど）を雇うことができ、その収入の半分はスーパーバイザーやクリニックや医療機関の取り分となる。

このように、プラクティショナーたちは臨床技術を育てるためのシステムが発展し充実することで、ますます心理療法の科学的な面から遠のいてしまう。時にはリサーチャーが書いた論文を斜め読みしたり、実施される研修などに参加したりして資格維持のために学びを継続し、臨床現場において研修で学んだ新しいことに挑戦してみようとする。しかし、真新しいことの多くは自然に淘汰されて姿を消すことになる。前述のように、患者・クライエントの多くは非常に

基本的でごく普通の介入法で充分に利益を得ることができるからである。臨床現場では、新しいあれこれよりも、着実で有効な介入法が求められるのである。

　こうした現状を鑑み、米国では近年、現場のプラクティショナーをサポートするための学術的なサービスが開発されている。まず、継続学習の義務化が挙げられる。公的な資格を取得しても、定められた研修などに参加することで資格の更新に必要なポイントが満たされる仕組みになっており、こうした方法で科学的なデータとの接点を作るようになっている。さらに、米国心理学会や米国精神医学会などは、最新論文の要約の配信、eラーニングなど教育システムを充実させることで知識のギャップを埋める試みをしている。また、最新論文のまとめを朗読してくれるサービスや必要な論文を集めてくれるソフトウエアなども開発されている。

　この前の二つの項で述べたように、心理療法に携わる専門家たちは二極化してきているが、それは、心理学分野だけでなく精神医学分野でも同様の傾向が見られる。しかし、そうした偏りを修正するために、さまざまな試みが行われており、そうした試みに目を向けていくことで、心理療法の今後を占うことができるのではないだろうか。

V. 心理療法のこれから

　前述のようにサイエンティストとプラクティショナーはそれぞれの分野を極めるために独自の発展を遂げ、それぞれの分野で成功するためのキャリアパスも備えられるようになった。結果的に研究と臨床の二極化が加速している。しかし、こうした現状に気付き、そのギャップを埋めるためのさまざまな試みがなされ、バランスの取れた心理療法を目指す流れも出てきている。そうした流れに注目することで、自ずとこれからの心理療法の姿を浮き彫りにすることができるのではないだろうか。この項では、心理療法の、①問題をどう捉えるかと②介入をどう捉えるかの２点について考えていく。

a.「問題をどう捉えるか」

　これまで、医療は伝統的に生物医学的な考えに基づいて発展してきたが、心理療法も少なからずその影響下で発達してきたと言える。生物医学的に代表的

な医療モデルとしては、疾病モデル（Disease model）を挙げることができる。治療者は患者・クライエントが抱える異常な症状を発見し、その原因を探り、査定の結果に応じて対処法を選び、原因を取り除くことで元の健康な状態、正常な状態に回復させる。実際にこれまで疾病モデルは多くの疾患や傷病の原因となる病原菌や異常、不調などを特定し、治療薬やワクチン、その他の治療法を開発することで、人々の健康に大いに貢献してきた。しかし、近年、疾病モデルに対して新しい医療モデルが台頭してきている。生物・心理・社会モデル（Bio-psycho-social model）である。[2]

　人の寿命が50年から100年に届く時代になると、抱えている問題が再発を繰り返したり、慢性化したり、治癒しなかったりという問題が増えてくる。そこで、身体疾患との共存、生活習慣の改善などに対する働きかけが必要になってきた。誰もが病気か健康かの2点の連続線上に生きることになり、病気を抱えながらも充実した人生を営むこと、社会で支え合うことで生活の質（QOL）を上げることが求められるようになった。身体だけでなく心も関係も、さらに病気状態の時だけではなく、健康線の両端を伸ばして、予防的な介入や再発予防も医療の守備範囲に入ってきた。心理療法も同様に、病気か病気でないかでは説明できない多くの問題に対処しなければならなくなってきている。必然的に、単に来談者をオフィスで待ち構えているだけでなく、出かけていく心理療法、多職種連携チームによる心理療法、行政による地域での包括的な心理療法、またデジタル・メディシン（Digital Medicine）の前進と共にインターネットを使った遠隔心理療法や携帯端末を使うアプリ心理療法などが用意されるようになってきている。

　診断についても、新しい流れが出てきている。これまで、効果検証を行うためには、特定の疾患に対して、どのような介入をすると、どの症状がどのくらい軽減するかによってエビデンスを築いてきた。そのためには、疾患を数値化し、統計的に説明可能な診断にする必要があった。米国精神医学会のDSM（Diagnostic and Statistical Manual of Mental Disorders）による診断システムやWHO（世界保健機関）のICD（疾病及び関連保健問題の国際統計分類：International Statistical Classification of Diseases and Related Health Problems）はそうした臨床研究の必要から登場してきたと考えることができる。[3] それぞれは

現在までに版を重ね、DSM は 5 版（DSM-5）、ICD は 11 版（ICD-11）まで改訂されている。その背後では、脳科学の発達は著しく、やがて DSM や ICD の分類を脳科学で説明できると予想する者たちも多いが、脳は遥かに深遠で、現時点で脳科学がこうした統計的な分類を説明できるところまできたとは言い難い[4]。

　近年、そうした診断方法に対して異議を唱える新しい診断システムが提唱されている。特徴を拾い集め、集まった症状群から名称を特定するのではなく、マトリックスで物事を表わす手法によって、人間の脳の働きの濃淡によって捉える流れである。National Institute of Mental Health（NIMH）が 2008 年から開発している Research Domain Criteria（RDoC；研究領域基準）を例として挙げることができる。RDoC では精神疾患は複雑な遺伝・環境要因と発達の段階の脳の神経回路の異常によって起こると考え[5]、この神経回路を、Negative Valence Systems（ネガティブ価系）、Positive Valence Systems（ポジティブ価系）、Cognitive Systems（認知系）、Systems for Social Processes（社会系）、Arousal and Regulatory Systems（覚醒／制御系）の五つの研究領域と、その下位分類である構成概念（Construct と Subconstruct）で分類して概念化する。恐らく、心理療法も診断基準の変化に備える必要が出てくる。そして、疾病モデルで鍛えた頭を柔軟にし、ネガティブな部分に着目して介入するだけではなく、脳の報酬系を鍛える、ポジティブ価を意識した介入法などが今後開発されることになると推察する。

b. 介入をどう捉えるか

　科学はある意味で、現象や部分を切り分けて名前（レーベル）を付ける作業と言える。そのレーベル付けの作業をしやすいように、統計的な手法を用いて DSM や ICD などの診断基準が設けられた。言い換えると、病状の中身や内容、つまりコンテンツに注目し、それらはリスト化し、リストに照らしてカテゴリー分けを行うのである。臨床家たちは標準化されたコンテンツ・リストを片手に該当する名前を探すことになる。同時に、コンテンツ・リストから症状が揃うと同時にどのような介入をすると有効かの介入法リストもできあがり、そのマッチングされたペアが治療ガイドラインに示されている。このように、

臨床家の目はコンテンツ、つまり現在見えている症状「What」に向かうようになる。あたかも図鑑の中の写真を見ながら、目の前の動物の特徴から種類と名称を同定する作業に似ている。ある意味で DSM や ICD などの診断基準はこれまで、統計的なカテゴリー分類を行い、コンテンツを追いかけてきたことになる。こうした、コンテンツを基盤とした介入法からもう一度、問題発生の機序や治療関係の中で起こるやり取りに注目し直そうとする流れが起こっている。例えば、認知行動療法では、第3世代と呼ばれる流れである。ACT（Acceptance and Commitment Therapy）やその他のマインドフルネス・ベーストの CBT（認知行動療法）介入などがそれに当たる。また、診断に囚われずに、うつ病や不安症などの診断を跨いで介入することができる診断横断型の CBT、統一プロトコル（Unified Protcol：UP）なども開発されている。[6)7)]

　しかし、最近では、ACT 開発者のヘイズ（Steven C. Hayes）やベックの流れを汲みながらも新しい介入法に挑戦するホフマン（Stefan G. Hofmann）らが、第4世代ともいうべき、「プロセス・ベースト・CBT」（Process-Based CBT）を提唱している。また、精神分析的な心理療法や精神力動療法の流れの中でも、このコンテンツを基盤とした介入からプロセスを基盤とした介入法を分かりやすく構造化して具体的な介入法に翻訳しているものが出てきている。例えば、ヘッジス（Lawrence E. Hedges）の「リスニング・パースペクティブ」（Listening Perspective）などがその例である。[9)] 精神分析的な心理療法は元来、治療関係の中で起こる関係を用いて介入することで、困難事例、特にパーソナリティー障害などに対して奏功してきたが、介入方法が曖昧で分かりにくいなどの問題点も指摘されてきた。リスニング・パースペクティブは介入の方法が具体的で構造化されており実施しやすい。

　さらに、介入について今後変化が見られると思われる点としては、「ステップド・ケア」（Stepped Care）を挙げることができる。英国の国立医療技術評価機構（National Institute for Health and Care Excellence：NICE）のガイドラインでは、介入の対象者に合わせて介入法を変えることを薦めている。大きく3段階に分けており、それらは、心理療法の高強度の介入が必要となるグループ、中強度の介入を必要とするグループ、そして心理教育やアプリケーションの導入などの低強度の介入が適切なグループである。患者・クライエントの必要に

合わせて、介入者側も介入法を使い分けることになる。そうすることで誰にでも一律のサービスを提供するのではなく、必要に応じて介入に疎密をつけることで、時間と労力を調整することが可能になり、結果的に必要としている人に充分なサービスを提供できると考える。

　心理療法は恐らく今後、フルのパッケージからアプリなどの簡易なものまで多様化し、介入者は相手に合わせて最適な介入法を選ぶ時代になると思われる。

おわりに

　本章では、主に米国での現状に触れながら、心理療法の理想の姿と言われたサイエンティスト・プラクティショナー・モデルから初め、サイエンティストとプラクティショナーが辿った道筋を概観することで、現在のサイコセラピストの輪郭を描いてみた。サイエンティストは、研究者、また教師として、特化した研究課題に取り組み、最新の研究として成果を論文化することを目指し、プラクティショナーは、開業したり、病院やクリニックのサービスに携わり、広く実践的な臨床を目指すという二極化が明確になった。しかし、そうした現状を鑑み、もう一度、研究と臨床の融合を目指す機運も出てきていることも確かである。

　ここで日本に目を向けてみよう。日本では国家資格としての公認心理師制度が開始されたが、克服しなければならない問題も山積している。まず、日本では心理師が医行為に携わることができない点である。では、心理師は何をするのだろうか。心理療法という言葉の「療法」は「Therapy」であるため医行為を表わすとの解釈からの議論である。海外のクリニカル・サイコロジストが医行為に携わり、場所によっては投薬まで許されている現状から考えると、考え難いことである。

　しかし、この問題は将来的に解決するとして、逆にこれをチャンスと捉えることもできるのではないだろうか。医行為がサンドイッチの中身だと考えると、それを挟み込む部分への介入（予防や予後の再発予防など）を充実した物にして、病気に罹患した人々と国家の保険に経済的な基盤を置くのではなく、健康な人々にサービスを提供することで経済的な安定を果たすこともできる。

　また、オフィスの中で待っているだけではなく、外に出る心理療法の仕組み

を構築することもできる。訪問心理師やウェブによる心理的介入なども実施可能性を探るべきである。さらに、精神科との抱き合わせで考えるのを止め、他診療科の中への進出を確実なものとしていくこともできる。慢性疾患を抱えた患者・クライエントのメンタルのケアや睡眠衛生、ダイエットなど生活習慣の改善への支援も心理師が働けるフィールドである。しかし、同時に、医療が苦手な困難事例を一手に引き受けられるような実力を心理師が手に入れることが先決なのかもしれない。

　本稿では心理療法を巡って現在何が起こっているかを示した。「What」は確かに重要であるが、ここでもう一度、「Why」に立ち返る必要があることを提案したい。なぜこの問題が起こっているのか、なぜこの療法を使うのか、なぜここでこういう手法を使うのか、そうした「Why」を考える頭を育てていけば、次の「ではどうやって＝How」は自ずと訪れるからである。さて、心理療法のこれからであるが、「われわれはなぜ心理療法に携わっているのだろうか？」まずは、この「Why」に答えることからなのではないだろうか。

文献

1)　堀越勝、野村俊明（2012）『精神療法の基本――支持から認知行動療法まで』医学書院

2)　Borrell-Carrió F., Suchman, A. L., Epstein, R. M.（2004）The Biopsychosocial Model 25 Years Later: Principles, Practice, and Scientific Inquiry, *Annal Family Medicine.* 2（6）: 576-582.

3)　Casey, B. J., Craddock, N., Cuthbert, B. N., Hyman, S. E., Lee, F. S., & Ressler, K. J.（2013）DSM-5 and RDoC: progress in psychiatry research?. *Nature Reviews Neuroscience.* 14（11）: 810-814.

4)　Cuthbert, B. N.（2014）The RDoC framework: facilitating transition from ICD/DSM to dimensional approaches that integrate neuroscience and psychopathology. *World Psychiatry.* 13（1）: 28-35.

5)　Insel, T., Cuthbert, B., Garvey, M., Heinssen, R., Pine, D. S., Quinn, K., … & Wang, P.（2010）Research domain criteria（RDoC）: toward a new classification framework for research on mental disorders. *American Journal of Psychiatry,* 167（7）: 748-751.

6)　ヘイズ, S. H., ストローサル, C. D. 他（2014）『アクセプタンス＆コミットメント・セラ

ピー（ACT）第2版——マインドフルネスな変化のためのプロセスと実践』武藤崇、三田村仰訳、星和書店

7）　バーロー, D. H. 他（2012）『不安とうつの統一プロトコル——診断を越えた認知行動療法セラピストガイド』伊藤正哉、堀越勝訳、診断と治療社

8）　Korb, A., et al.（eds.）Hyes, C. S. & Hoffmann, G. S.（2017）*Process-Based CBT: The Science and Core Clinical Competencies of Cognitive Behavioral Therapy*. ContextPress.

9）　Lawrence, E. Hedges（1992）*Listening Perspectives in Psychotherapy*. Jason Aronson, Inc.

あとがき

野村俊明

　2010年頃だっただろうか、堀越勝先生と私は心理療法の勉強会を始めた。そこに青木紀久代先生が加わり、お二人のもとで勉強していた若手が多数参加するようになって臨床心理学と精神医学の協同を意識しながら症例検討を行う会が定期的に開催されるようになった。その成果を一連のシリーズ「くらしの中の心理臨床」として刊行していただいた福村出版の会議室をお借りして始めたのが、「まえがき」にも書かれている「心理臨床セミナー」である。このセミナーを開催するにあたり、どなたかを講師ないしスーパーバイザーとしてお招きするという話になった時、私の頭に真っ先に浮かんだのが林直樹先生だった。

　林先生と私はほぼ同年輩である。だが、私が文科系大学院を経て医師になり、研修を終えてある精神科病院の常勤医になった頃、松沢病院の林直樹先生はすでにパーソナリティ障害の治療者として広く名前を知られていた。私と林先生のおつき合いは、ある患者さんを松沢病院で治療していただくお願いの電話をいきなりしたことから始まった。その患者さんはメチルフェニデート（リタリン®）を乱用して幻覚妄想状態になり、東京都の精神科救急システムを介して私が勤めていた病院に入院してきた。激しい離脱症状に加え、パーソナリティ障害を合併しており、看護スタッフと病棟の患者さんを困らせる行動が続いた。ある朝、途方に暮れていた私を数名の看護師が取り囲み「どうするのか方針を示してくれ」と詰め寄った。そのうちの一人が「この患者さんはもともと松沢病院で治療を受けていたのだから、松沢病院に戻ってもらって欲しい」「とにかく電話だけでもしてくれ」と言った。内心、こういう患者さんを引き受けてくれるわけがないと思いつつ、本人から主治医だと聞いた、お名前は知っていても面識のない林直樹先生に電話をした。林先生の答えは「いいですよ」「あ

あいう難しい人を引き受けるのが公立病院の役目ですから」というものだった。私は正直なところ少なからず驚いた。それまで私は難しい患者からはできるだけ距離を取るのが医者の心得だという雰囲気の中で教育を受けていたからである。林先生のこの一言は、私の医師としての構えを変えたと思う。もちろん、治療がうまくいかず中断したり、途中で他の先生にお願いしたり、という症例は数多くあるが、いかなる経緯であれ自分の外来を受診した患者さんをできる限り引き受けようとするようになった。林直樹先生とのこの電話は、私の医師としての姿勢に大きな影響を与えたものとして忘れることができない。

　その後、30年近くが経ち、林先生とは学会のシンポジウムや研究会などで御一緒する機会にも恵まれた。一方、1980～90年代にはあれほど盛んだったパーソナリティ障害についてはあまり語られなくなり、治療に難儀する患者さんには発達障害の診断が頻用されるようになっている。かつてパーソナリティ障害の専門家として活躍した人たちの中には、いつの間にか発達障害をはじめとする時流にのったテーマを扱っている人たちが少なくない。そういう風潮の中で、一貫してパーソナリティ障害を重視した臨床と理論研究を続けている林先生をお招きすることが、世代を問わず刺戟を与えてくれることを確信していた。本書はそうした成果の一端であり、出来上がった原稿を一読して、改めてその想いを強くしている。

　読者は「ケース・フォーミュレーションと治療関係の把握」などの概論から汎用性の高い心理療法の理論を学び、個々の症例報告と林先生のコメントから心理療法の実際に役立つ視点を広げ知識を深めることができるだろう。匿名性を担保するために苦労して症例報告を書いてくださった先生方、概説を執筆していただいた青木紀久代先生・吉川栄省先生に謝意を表するとともに、精神医学講座主任教授の重責を担いながら編集・執筆の労をとっていただいた林直樹先生に改めて感謝申し上げたい。

　心理療法を実践するための知恵に満ちた本書が多くの読者を得ることを願っている。

編者

林　直樹（はやし　なおき）

1955年生まれ

1980年　東京大学医学部卒業

1980 〜 1986年　東京大学医学部附属病院分院神経科

1986 〜 2013年　東京都立松沢病院精神科もしくは東京都精神医学総合研究所

2013年〜　帝京大学医学部附属病院メンタルヘルス科

現　在　　帝京大学医学部精神神経科学講座主任教授

著訳書　　『パーソナリティ障害とむきあう』日本評論社、2007年、『リストカット』講談社現代新書、2007年、『パーソナリティ障害』新興医学出版社、2005年、『人格障害の臨床評価と治療』金剛出版、2002年、『境界例の精神病理と精神療法』金剛出版、1990年、『自分でできる境界性パーソナリティ障害の治療』（監訳）誠信書房、2012年、『境界性パーソナリティ障害最新ガイド』（共訳）星和書店、2006年、『自己心理学とヒューマニティ』（共訳）金剛出版、1996年、他多数

野村俊明（のむら　としあき）

1954年生まれ

1986年　東京大学大学院教育学研究科教育心理学専攻博士課程満期退学

1992年　日本医科大学医学部卒業

現　在　あいクリニック神田、日本医科大学名誉教授

編著訳書　『少年非行』（共編）福村出版、2019年、『認知症』（共編）福村出版、2017年、『実践 セルフ・コンパッション』（共訳）誠信書房、2016年、『精神療法の基本』（共著）医学書院、2012年、『精神医療の最前線と心理職への期待』（共編著）誠信書房、2011年、『非行と犯罪の精神科臨床』（共編）星和書店、2007年、他多数

青木紀久代（あおき　きくよ）

1963年生まれ

1993年　東京都立大学大学院人文科学研究科心理学専攻博士課程満期退学

1993年　都立大助手、心理相談室主任、九段坂病院、お茶の水女子大学大学院人間文化創成科学研究科助教授を経て、

2007年　お茶の水女子大学大学院人間文化創成科学研究科准教授

現　在　白百合心理・社会福祉研究所所長

編著訳書　『少年非行』（共監）福村出版、2019年、『子ども家庭支援の心理学』みらい、2019年、『認知症』（共監）福村出版、2017年、『社会的養護における生活臨床と心理臨床』（共編著）福村出版、2012年、『親－乳幼児心理療法』（共訳）岩崎学術出版社、2000年、他多数

執筆者

林　直樹（はやし　なおき）
【まえがき、第 2 章、第 3 章〜第 10 章 Case の見方 & Lecture、第 11 章 Case の見方、第 12 章】
編者紹介参照

野村俊明（のむら　としあき）
【第 13 章、あとがき】
編者紹介参照

青木紀久代（あおき　きくよ）
【第 1 章】
編者紹介参照

谷田征子（やつだ　まさこ）
【第 3 章】
2012 年　お茶の水女子大学大学院人間文化研究科博士課程修了
現　在　帝京平成大学大学院臨床心理学研究科准教授
著　書　『パーソナリティ障害』（分担執筆）福村出版、2016 年、『うつ』（分担執筆）福村出版、2015 年

山口剛史（やまぐち　たけし）
【第 4 章、第 8 章】
1979 年生まれ
2006 年　桜美林大学大学院国際学研究科人間科学専攻臨床心理学専修修了
現　在　NPO 法人カウンセリングオフィス SARA（代表）

後藤かおる（ごとう　かおる）
【第 5 章、第 7 章】
1997 年　慶應義塾大学大学院社会学研究科前期博士課程修了
現　在　カウンセリングオフィス成子坂

江村　康（えむら　やすし）
【第 6 章】
1989 年生まれ
2016 年　帝京大学医学部卒業
現　在　帝京大学医学部附属病院メンタルヘルス科シニアレジデント

225

三宅浩司（みやけ　ひろし）

【第9章、第10章】

1984年生まれ

2011年　帝京大学医学部卒業

現　在　帝京大学医学部附属病院メンタルヘルス科

髙岸百合子（たかぎし　ゆりこ）

【第11章】

1980年生まれ

2006年　筑波大学大学院人間総合科学研究科修士課程修了

現　在　駿河台大学心理学部准教授

著訳書　『トラウマへの認知処理療法』（分担訳）創元社、2019年、『福祉心理学』（分担執筆）北大路書房、2017年

堀越　勝（ほりこし　まさる）

【第11章 Lecture、終章】

1956年生まれ

1995年　米国バイオラ大学大学院（ローズミード・スクール・オブ・サイコロジー）臨床心理学博士課程修了

1999年　ハーバード大学医学部精神科上席研究員

現　在　国立精神・神経医療研究センター認知行動療法センターセンター長

著　書　『感情の「みかた」』ハルメク、2015年、『ケアする人の対話スキル ABCD』日本看護協会出版会、2015年、『精神療法の基本』（共著）医学書院、2012年、他多数

吉川栄省（よしかわ　えいしょう）

【第13章】

1966年生まれ

1993年　日本医科大学医学部卒業

現　在　日本医科大学多摩永山病院臨床准教授

著　書　『臨床評価で読み解くこころ』（分担執筆）中山書店、2015年、『がん医療におけるコミュニケーション・スキル』（分担執筆）医学書院、2007年

心理療法のケースをどう読むか？
パーソナリティ障害を軸にした事例検討

2020年5月25日　初版第1刷発行

編　者　林　直樹
　　　　野村俊明
　　　　青木紀久代
発行者　宮下基幸
発行所　福村出版株式会社
　　　　〒113-0034　東京都文京区湯島2-14-11
　　　　電話　03-5812-9702　FAX　03-5812-9705
　　　　https://www.fukumura.co.jp
印　刷　株式会社文化カラー印刷
製　本　協栄製本株式会社

福村出版◆好評図書

大野博之・奇 恵英・斎藤富由起・守谷賢二 編

公認心理師のための臨床心理学
●基礎から実践までの臨床心理学概論

◎2,900円　　ISBN978-4-571-24074-4　C3011

国家資格に必要な基礎から実践までを分かりやすく解説。第1回試験問題＆正答とその位置付けも入った決定版。

髙坂康雅 著

公認心理師試験対策はじめの一冊
基礎力はかる肢別問題420

◎1,800円　　ISBN978-4-571-24075-1　C3011

公認心理師国家試験のための「最初の一冊」。基礎心理学から実務,関連法規まで,420問を解説とともに収録。

川嵜克哲 著

風景構成法の文法と解釈
●描画の読み方を学ぶ

◎3,400円　　ISBN978-4-571-24071-3　C3011

実施手順から箱庭療法との違い,基本型となる描画の解釈,各項目の意味と配置などを長年に亘る経験から詳説。

P. クーグラー 編著／皆藤 章 監訳

スーパーヴィジョンの実際問題
●心理臨床とその教育を考える

◎5,000円　　ISBN978-4-571-24077-5　C3011

ユング派というオリエンテーションを超え,スーパーヴィジョンとは何かという問題を通して心理臨床を考える。

皆藤 章 編著・訳

心理臨床家のあなたへ
●ケアをするということ

◎2,400円　　ISBN978-4-571-24065-2　C3011

心理臨床家にとって最も大切な「ひとを知ること」とはどういうことかを,40年に及ぶ臨床家人生の中から伝える。

木部則雄 編著

精神分析／精神科・小児科
臨床セミナー 総論
：精神分析的アセスメントとプロセス

◎2,800円　　ISBN978-4-571-24073-7　C3011

医療現場で公認心理師が働く際に,精神分析のアイデアによって貢献するプロセスを,各執筆者が提言する書。

J.-A. ミレール 監修／森 綾子 訳

精神分析の迅速な治療効果
●現代の生きづらさから解放されるための症例集

◎2,500円　　ISBN978-4-571-24070-6　C3011

患者のトラウマを根底から捉え,ラカン派精神分析で迅速な治癒へ導く様を描き出すバルセロナの症例検討会。

◎価格は本体価格です。